Dr. Abhijeet Kamble
Dr. Rangila Ram

Impressão 3D em cirurgia oral e maxilofacial

Dr. Abhijeet Kamble
Dr. Rangila Ram

Impressão 3D em cirurgia oral e maxilofacial

Descubra como a impressão 3D está a revolucionar a cirurgia oral e maxilofacial, desde o planeamento virtual até à execução precisa

ScienciaScripts

Imprint
Any brand names and product names mentioned in this book are subject to trademark, brand or patent protection and are trademarks or registered trademarks of their respective holders. The use of brand names, product names, common names, trade names, product descriptions etc. even without a particular marking in this work is in no way to be construed to mean that such names may be regarded as unrestricted in respect of trademark and brand protection legislation and could thus be used by anyone.

Cover image: www.ingimage.com

This book is a translation from the original published under ISBN 978-620-4-19147-8.

Publisher:
Sciencia Scripts
is a trademark of
Dodo Books Indian Ocean Ltd. and OmniScriptum S.R.L publishing group

120 High Road, East Finchley, London, N2 9ED, United Kingdom
Str. Armeneasca 28/1, office 1, Chisinau MD-2012, Republic of Moldova, Europe
Managing Directors: Ieva Konstantinova, Victoria Ursu
info@omniscriptum.com

Printed at: see last page
ISBN: 978-620-8-62576-4

Índice

INTRODUÇÃO

A impressão 3D é um método de conversão de um modelo 3D virtual num objeto físico a partir de um ficheiro digital[1]. A impressão 3D é um método de conversão de um modelo 3D virtual num objeto físico a partir de um ficheiro digital (1). É conseguida através do processo aditivo, em que um objeto é criado através da colocação de camadas sucessivas de material até que todo o objeto seja criado. Os avanços na tecnologia de impressão 3D podem alterar e melhorar significativamente o mundo do fabrico, com efeitos na utilização de energia, redução de resíduos, personalização, disponibilidade de produtos, medicina, arte, construção e ciência. Ao utilizar esta tecnologia, torna-se mais fácil transmitir desenhos para novos objectos em todo o mundo[1].

Desde a década de 1980, a impressora a jato de tinta de grande escala foi amplamente utilizada numa variedade de tarefas de impressão plana a cores, tendo estabelecido o seu estatuto inabalável na indústria de impressão. Com o melhoramento da tecnologia de impressão e o desenvolvimento da simulação 3D por computador, as necessidades de impressão 3D tornaram-se cada vez mais prementes.[(2)] No entanto, o equipamento de impressão a jato de tinta existente só podia imprimir no material plano, a tecnologia de impressão para o modelo tridimensional está atualmente apenas na fase exploratória, o que está muito aquém da tecnologia 3D em computador. Além disso, existem poucos relatórios sobre as questões teóricas da investigação no domínio da impressão tridimensional.

A impressora plana pode imprimir em diferentes materiais planos, como PVC, mármore e vidro. Além disso, Gateau Jean-Pierre e o seu parceiro inventaram um robot de 5 eixos para imprimir imagens de alta resolução a partir de suportes em superfícies verticais largas. Na impressão 3D, a conceção mecânica e o controlo da impressão enfrentarão muitos desafios complexos, uma vez que a impressão deve ser muito próxima do material[2]. Atualmente, existem muito poucos dispositivos comercialmente disponíveis, capazes de imprimir em superfícies 3D de objectos. A impressão tridimensional (3-D) ou prototipagem rápida (RP) é uma tecnologia de fabrico aditivo (Gibson, 2005; Harris, 2012). O fabrico aditivo pode fabricar objectos tridimensionais numa única fase, diretamente a partir do seu desenho assistido por computador (CAD), para o qual estão disponíveis imagens de raios X de TC e RM. Ao contrário da tecnologia de corte baseada em CAD/CAM, a tecnologia AM cria produtos camada a camada com base em dados cortados do desenho 3-D. No processo de fusão selectiva a laser (SLM), que é uma tecnologia AM, um laser é varrido em polímeros ou pós metálicos de acordo com os dados cortados para obter uma camada de produtos[3]. Os pós para a camada seguinte são cobertos pela camada fundida, e o laser é novamente varrido de acordo com os dados cortados seguintes. Esta sequência continua até que a forma quase líquida dos produtos seja formada automaticamente. O pós-processamento, como o recozimento e o polimento após a remoção do suporte da construção, é efectuado para obter os produtos finais. Para além disso, a modelação de formas livres pode ser conseguida sem moldes e sem as limitações das ferramentas de corte no processo[4]. Por conseguinte, espera-se que este processo seja aplicado no fabrico de dispositivos dentários com geometria complexa.

O inovador sistema Renishaw Laser Bridge™ combina o fabrico aditivo (normalmente conhecido como impressão 3D) das caraterísticas da superfície e da estrutura do desenho da ponte, com a maquinação convencional subtractiva das caraterísticas da interface do implante. Este é um processo de produto que está a ser utilizado no mundo real da medicina dentária, abrangendo os melhores elementos do fabrico aditivo e combinando-os com a maquinação de precisão computorizada, de modo a obter a solução protética ideal. O produto acabado é fornecido com um certificado de mapeamento que mostra os resultados exactos da correspondência de dados quando comparados com os dados analógicos derivados das posições dos implantes. Este aspeto particular permite ao laboratório aferir a precisão do controlo do processo laboratorial.

O processo de impressão 3D aditiva permite grandes poupanças de custos de material quando comparado com o processo tradicional de fresagem subtractiva de biletes de metal ou cerâmica. Outra vantagem significativa deste processo é a capacidade ilimitada de conceção e fabrico, anteriormente limitada na atividade CAM convencional pelo tamanho da ferramenta e pelo movimento do eixo da máquina.

HISTÓRIA E PRINCÍPIOS BÁSICOS

- Em 1984, Charles (Chuck) desenvolveu a primeira impressora 3D e deu o nome de Litografia Estéreo à técnica.
- Mais tarde, em 1993, o MIT utilizou a tecnologia de impressão a jato de tinta 2D para impressoras 3D, designando-a por técnicas de impressão tridimensional.
- A Z Corporation obteve a licença do MIT em 1995 e começou a desenvolver impressoras 3D para o mercado geral.
- Em 2005, a Z Corporation lançou a primeira impressora 3D a cores de alta definição.
- Segue-se ao êxito da RERAP, a primeira impressora 3D de código aberto introduzida pela Universidade de Cornell em 2006.
- Foi introduzida a primeira impressora 3D capaz de produzir peças de protótipos funcionais, o que permitiu um grande feito: o Urbee, o primeiro carro de sempre com três rodas e dois lugares a ter toda a sua carroçaria impressa numa impressora 3D gigante.
- Recentemente, em agosto de 2014, a Organovo, empresa pioneira na impressão biológica em 3D, demonstrou que o seu sistema de fígado humano em 3D pode detetar a toxicidade de um medicamento.

Princípios básicos da impressão 3d/prototipagem rápida:

Independentemente das várias técnicas, a impressão 3D descreve 3 princípios básicos[2]

1) Um modelo ou uma peça física a construir deve ser modelado num sistema de conceção assistida por computador e fabrico assistido por computador (CAD-CAM). O modelo deve ser representado como um volume fechado, o que significa que os dados devem especificar o interior, o exterior e o limite do modelo; isto garante que todas as secções transversais horizontais, essenciais para a prototipagem rápida, são curvas fechadas para criar o objeto sólido.

2) O modelo de superfície a construir é convertido para o formato de ficheiro STL (stereo Lithography); este formato de ficheiro aproxima a superfície do modelo através de polígonos. As superfícies muito curvas têm de utilizar muitos polígonos, o que significa que o formato de ficheiro STL será grande para as peças curvas.

3) Um programa de computador analisa um ficheiro STL que define o modelo a ser fabricado e "corta" o modelo em secções transversais. As secções transversais são sistematicamente recriadas através da solidificação de líquidos ou pós e depois combinadas para formar um modelo 3D.

MÉTODOS DE IMPRESSÃO 3D

a) Litografia estéreo:

A litografia estéreo permite-lhe criar objectos sólidos, plásticos e tridimensionais a partir de desenhos CAD numa questão de horas. Trata-se de um processo de fabrico aditivo que utiliza uma cuba de resina líquida de fotopolímero curável por UV e um laser UV para construir peças uma camada de cada vez. Em cada camada, o raio laser traça um padrão de secção transversal da peça na superfície da resina líquida. A maioria das máquinas de SLA pode produzir peças com um tamanho máximo de 20" x 20" x 24". Os protótipos feitos por SLA podem ser muito benéficos, uma vez que são suficientemente fortes para serem maquinados e podem ser utilizados como padrões principais para moldagem por injeção, termoformação, moldagem por sopro e também em vários processos de fundição de metal. Embora não existam limitações no que respeita à forma das peças que podem ser criadas, o processo é dispendioso. Uma máquina de SLA pode custar entre $100.100 e $400.000.

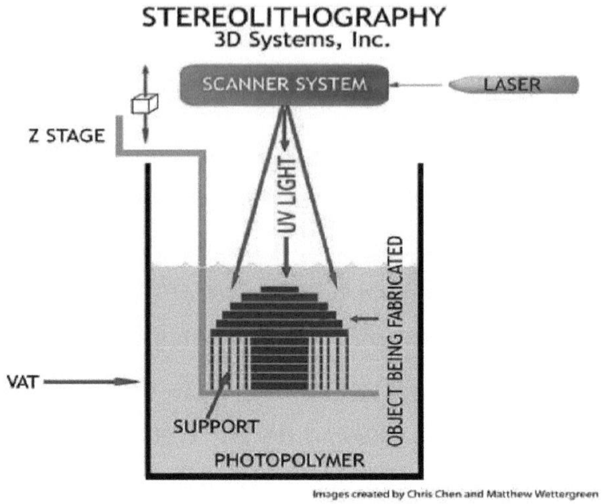

STEREOLITHOGRAPHY
3D Systems, Inc.
SCANNER SYSTEM
LASER
Z STAGE
UV LIGHT
OBJECT BEING FABRICATED
VAT
SUPPORT
PHOTOPOLYMER
Images created by Chris Chen and Matthew Wettergreen

Fig. 1.1.

Lenses
X-Y scanning mirror
Laser beam
Laser
Elevator
Vat
Liquid photopolymer
Sweeper
Layered part
Build platform

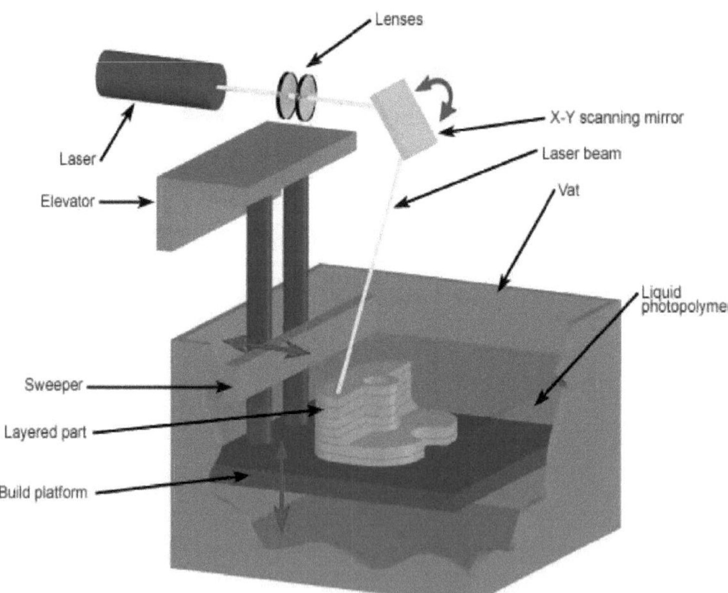

Fig1.2 Unidade de estereolitografia

b) Modelação por deposição fundida (FDM):

A modelação por deposição fundida (FDM) é um método de prototipagem rápida com base em sólidos que extrude material, camada a camada, para construir um modelo. Neste método, um fio de plástico é introduzido numa cabeça de extrusão, onde é aquecido até ao estado semi-líquido e extrudido através de um orifício muito pequeno sobre a camada anterior do material. O material de suporte também é colocado de forma semelhante. Constrói peças com um tamanho de 10" x 10" x 10", utilizando materiais como ABS, cera de fundição. As vantagens deste método são a elevada resistência, a prova de água, a rentabilidade e as múltiplas cores dos materiais.

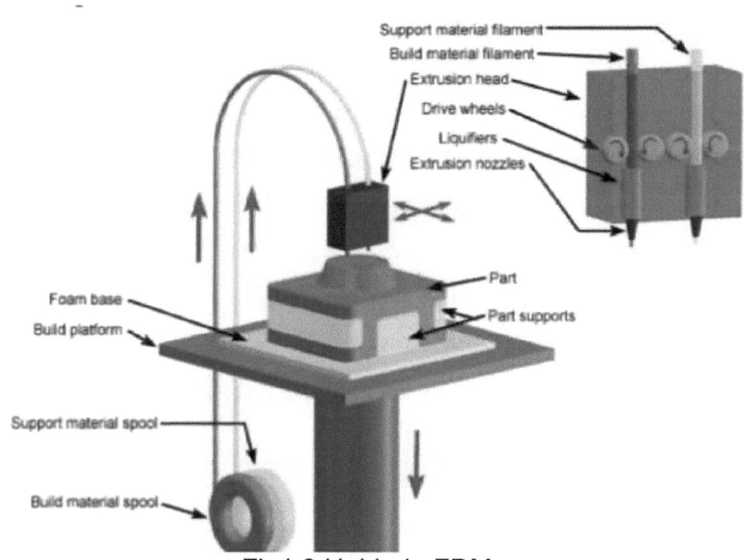

Fig1.3 Unidade FDM

c) Sinterização selectiva por laser (SLS)

A sinterização selectiva a laser é uma técnica de prototipagem rápida aditiva que utiliza um laser de alta potência para fundir pequenas partículas de termoplástico, metal, poliamida (nylon), cerâmica ou nylon com enchimento de vidro. A SLS oferece a vantagem fundamental de fabricar peças funcionais em materiais essencialmente finais, consoante a utilização da peça. O tamanho das peças individuais fabricadas por SLS é geralmente de 13,3" x 13,3" x 12". A espessura de uma camada individual de SLS é de 0,15 a 0,2 mm, consoante o material utilizado.

O processo de SLS é bastante simples. Todo o sistema interno é aquecido abaixo do ponto de fusão de qualquer substância que esteja a ser utilizada. Assim, quando o calor é aplicado pelo laser de CO2 de alta energia, a substância é derretida e sinterizada. Para tal, são utilizadas duas plataformas semelhantes a pistões, um rolo, um sensor ótico e qualquer material utilizado para formar uma peça, em coordenação com o laser. O primeiro pistão contém a maior parte da substância. Quando este pistão é levantado, torna a substância disponível para o rolo. O rolo move o material para a segunda posição para cobrir a peça que está a ser construída. O material que foi movido para o segundo pistão será então sinterizado pelo laser, para formar uma camada adicional na peça.

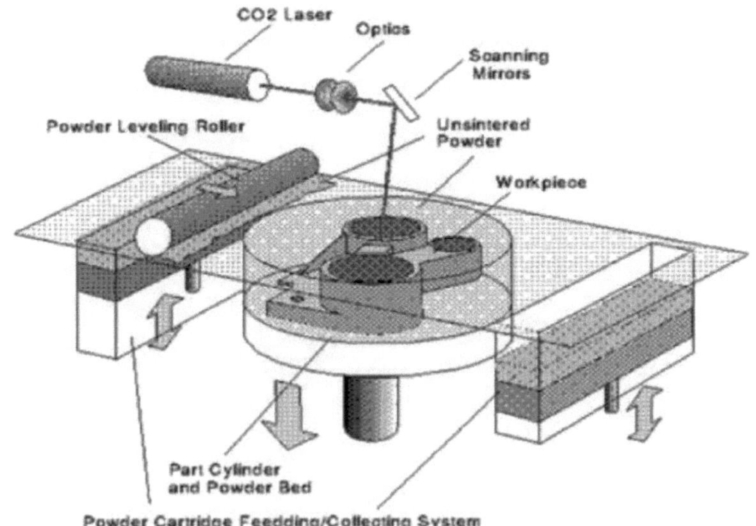

Fig1.4 Unidade SLS

d) Fabrico de objectos laminados (LOM)

Como o nome indica, o processo lamina folhas finas de película. O laser apenas tem de cortar a periferia de cada camada. Neste processo, o material de construção é esticado de um rolo de alimentação através de uma plataforma até um rolo de recolha no outro lado. Um rolo aquecido passa sobre o papel, colando-o à plataforma. Um laser, direcionado para penetrar através de uma espessura de papel, corta o perfil dessa camada.

O excesso à volta e no interior do modelo é gravado em pequenos quadrados para facilitar a sua remoção. Os objectos criados com a técnica LOM são estruturas duráveis, com várias camadas, que podem ser maquinadas, lixadas, polidas, revestidas e pintadas. São utilizados como modelos visuais e para testes de limitação.

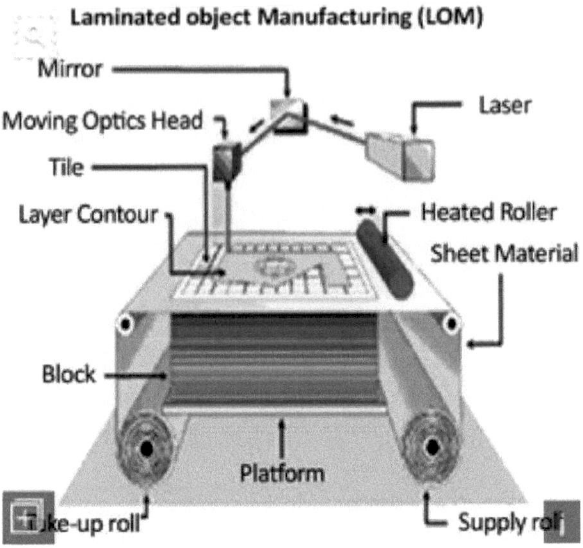

Fig 1.5 Unidade LOM

Type	Process/technology	Material
Vat photopolymerization	SLA (stereolithography)	UV curable resins Waxes Ceramics
Material jetting	MJM (multi-jet modelling)	UV curable resins Waxes Composites
Binder jetting	3DP (3D printing)	Composites Polymers, Ceramics Metals
Material extrusion	Fused Deposition modeling	Thermoplastics Waxes
Powder bed Fusion	SLS (selective Laser Sintering) SLM (Selective Laser Melting) EBM (Electron Beam Melting)	Thermoplastics Metals Metals Metals
Sheet lamination	Laminated Object Modeling	Paper Metals Thermoplastics
Directed Energy Deposition	Laser Metal deposition/Laser engineered net shaping	Metals

Processos e materiais de AM (quadro 1)

Tecnologia de fabrico aditivo (AMT)

As técnicas AMT estão disponíveis comercialmente há cerca de 30 anos, na altura em que o processo conhecido como Estereolitografia (SLA) foi patenteado. Este processo formava geometrias tridimensionais, de complexidade arbitrária, expondo camadas finas de um fotopolímero a um feixe concentrado de luz ultravioleta. Desde então, este processo de "impressão" de camadas finas evoluiu para diferentes tecnologias com uma série de materiais. A maioria dos processos de AM disponíveis no mercado constrói uma peça em camadas sequenciais, empilhadas verticalmente (eixo *z*). O material é depositado num plano transversal à vertical (plano *x-y*) e as camadas são depositadas sequencialmente. Dependendo do processo, são frequentemente necessárias estruturas de suporte adicionais para fixar a peça durante o processo de estratificação e suportar saliências contra a força da gravidade. Os processos secundários, efectuados após o dispositivo AMT ter concluído a estratificação, são frequentemente necessários para completar o processo de fabrico. Estes processos incluem: remoção da estrutura de suporte, remoção do excesso de material, cura da peça verde ou infusão de material de reforço. Os processos terciários de acabamento da superfície e de tratamento estético também são geralmente necessários.

Ao contrário do SMT, há muito associado ao fabrico tradicional, o AMT oferece não só a flexibilidade de produzir formas mais orgânicas, mas também um processo mais conservador, com maior acesso ao ponto de consumo e com uma maior poupança de custos de mão de obra (Cozmei e Caloian, 2012); no entanto, alguns dispositivos podem produzir materiais não homogéneos, misturando digitalmente gotículas de diferentes fotopolímeros (Stratasys). Estas peças podem ser compostas por uma mistura de dois polímeros de base, por exemplo, dentes opacos numa mandíbula transparente. O potencial total de fabrico do ainda está em desenvolvimento e está de certa forma limitado a artigos especiais, como modelos médicos, próteses dentárias, acessórios personalizados e dispositivos metálicos difíceis em conjunto com processos CNC. Ao contrário da SMT, existem métodos de fabrico muito diferentes utilizados na AMT; no entanto, podemos generalizar as vantagens e desvantagens.

As vantagens dos dispositivos AMT incluem:

- Liberdade de conceção - é praticamente ilimitado o que pode ser concebido para a AMT, incluindo dispositivos ocos e funcionais/protótipos rápidos;
- Produzir geometria complexa - um desenho complexo pode ser produzido num único ciclo de fabrico, ao contrário do que acontece com o SMT, em que é necessário fabricar e montar diferentes peças;
- Facilidade de utilização - a complexidade do sistema reside na conceção do ficheiro .stl para fabrico. Os objectos podem ser dimensionados e facilmente orientados em plataformas de fabrico, uma vez que a plataforma está virtualmente "carregada", é praticamente um "clique em OK" e o fabrico começa.

As desvantagens da AMT incluem:

- Custo - o custo inicial da maioria dos dispositivos AMT disponíveis no mercado pode ser bem superior a 100.000 dólares americanos. No entanto, algumas das máquinas de produção mais pequenas podem situar-se entre os 15 000 e os 60 000 dólares americanos.
- Acabamento - Geralmente, os produtos fabricados necessitam de algum pós-processamento e polimento, especialmente no caso da AMT metálica. É necessário efetuar algum pós-polimento através de métodos CNC ou manuais, embora a resolução das máquinas e os tamanhos dos pós continuem a ser melhorados e venham a rivalizar com as superfícies obtidas por fresagem.
- Materiais - a gama de materiais é específica do AMT que está a ser utilizado. Ao contrário do CNC, que geralmente pode ser utilizado em qualquer material que possa suportar as forças de fresagem, o método de produção tem limitações quanto aos materiais que pode utilizar.
- Conceção do produto - embora exista uma grande liberdade de conceção, a AMT é muito sensível à inconsistência do ficheiro STL para incluir triângulos abertos e à necessidade de concepções "estanques". Além disso, o software para manipular os ficheiros pode ser dispendioso.

Tecnologias de extrusão de materiais

A extrusão de material é a classificação ASTM de qualquer processo de AM em que um material liquefeito é extrudido através de um bocal e depositado seletivamente numa plataforma, camada a camada. Os dispositivos de extrusão de material são conhecidos pelo nome comercial de impressoras de modelação por deposição fundida (FDM™) ou pelo termo genérico impressoras de fabrico de filamentos fundidos (FFF).

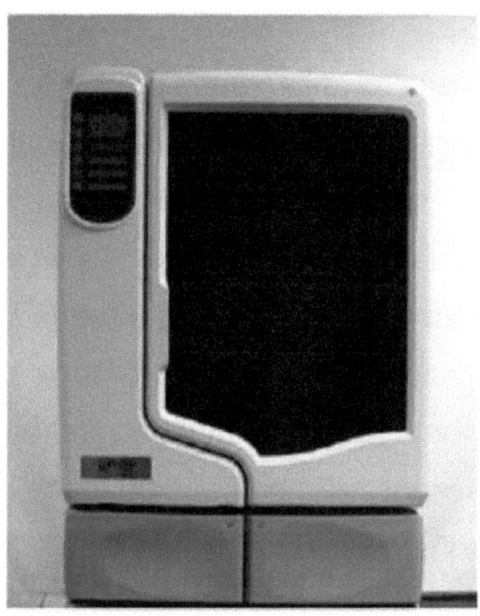

Fig 1.6 (A máquina de modelação por deposição sem impressão da Stratasys)

O material é, na maioria das vezes, um filamento sólido que passa por um bocal aquecido, semelhante a uma pistola de cola, onde o material derrete e solidifica depois de ser depositado. Este processo é aplicável a qualquer material líquido, que solidificará rapidamente após a deposição a partir de um bocal. A espessura típica da camada para os termoplásticos utilizados na extrusão de materiais é da ordem de 0,25 mm (0,010 pol.); no entanto, podem ser depositadas camadas tão finas como 0,04 mm (0,0016 pol.) com determinados materiais. Os materiais disponíveis são termoplásticos, ceras e alguns metais eutécticos. Em medicina dentária, estão disponíveis filamentos de cera que podem ser utilizados para fabricar um padrão de cera para conceber e fabricar estruturas de remoção e de próteses fixas e existem sistemas completos que são normalmente utilizados para fabricar padrões de cera para jóias para fundição.

Para além da extrusão de filamentos no fabrico de FFF, existem sistemas que empregam um reservatório de materiais líquidos que são extrudidos através de um bocal conforme depositado de forma semelhante. O Envisiontec 3D-Bioplotter™ utiliza esta abordagem, estando disponível uma vasta gama de materiais, tais como pastas cerâmicas para a criação de andaimes ósseos porosos, polímeros bio-reabsorvíveis e uma série de materiais como transportadores de células que são utilizados na impressão de órgãos (van Noort, 2012). O 3D-Bioplotter™ tem uma resolução de alguns micrómetros que o torna ideal para fabricar padrões microestruturais para aumentar a profusão de células através de uma estrutura porosa (Zein *et al.*, 2002). Utilizando uma micro-seringa, podem ser fabricadas estruturas suficientemente finas para fornecer orientação aos vasos sanguíneos que crescem nos suportes (Muller *et al.*, 2010).

Os dispositivos de extrusão de material são relativamente simples em comparação com outras abordagens de AM. Um ou mais bicos de extrusão são movidos relativamente à peça de trabalho por servo-motores. Os bicos são primeiro movidos transversalmente à vertical para depositar uma camada de material, depois são deslocados verticalmente até à altura da camada seguinte e o processo é repetido, com base na última camada.

O material é depositado seletivamente em locais desejados no plano da camada através da modulação do fluxo do bocal; são possíveis vários materiais numa camada se forem utilizadas várias cabeças de extrusão.

Fusão de leito de pó

Os sistemas de fusão em leito de pó utilizam pós como fonte de material que é fundido ou sinterizado numa forma sólida. Os materiais mais utilizados neste tipo de fabrico são os metais, os materiais termoplásticos e as cerâmicas. Este processo mostra-se mais promissor no fabrico de dispositivos médicos personalizados e próteses dentárias fixas e removíveis, devido à flexibilidade da AMT para utilizar formas livres e à utilização de materiais semelhantes.

Fusão por feixe de electrões

A fusão por feixe de electrões (EBM) é um processo de fabrico rápido em que peças totalmente densas com propriedades iguais às dos materiais forjados são construídas camada a camada. Um leito de metal em pó condutor é aquecido até próximo da temperatura de fusão. Em seguida, um feixe de electrões é varrido sobre a camada superior do pó para fundir seletivamente as partículas na forma da secção transversal desejada; o processo é repetido para as camadas subsequentes até a peça estar completa. Uma vez que o processo decorre sob vácuo, o EBM é adequado para o fabrico de peças em materiais reactivos com uma elevada afinidade para o oxigénio, como o titânio. Uma vez que o processo EBM funciona a uma temperatura elevada, normalmente entre 700 e 1000 graus Celsius, as peças acabadas estão praticamente isentas de tensões residuais; assim, não é necessário um tratamento térmico após a construção. A taxa de fusão é de até 80 cm3/hora com uma espessura mínima de camada de 0,05 mm (0,0020 pol.) e uma capacidade de tolerância de ±0,2 mm; isto resulta numa taxa de construção mais rápida do que a SLM, mas com o sacrifício da resolução de detalhes finos da SLM. Após a fusão e solidificação de uma camada de pó metálico, o processo é repetido para as camadas subsequentes até a peça estar completa.

O processo aditivo abre a porta a novas configurações de design e a alternativas de redução de peso (Hiemenz, 2009). Este método de fabrico de formas sólidas livres produz peças metálicas totalmente densas diretamente a partir de pó metálico com caraterísticas do material alvo. A máquina EBM lê os dados de um modelo CAD 3D e coloca sucessivas camadas de material em pó. Estas camadas são "fundidas" utilizando um feixe de electrões controlado por computador, gerado a partir de um filamento, para construir as peças.

Normalmente, são necessários suportes mínimos e as peças são recuperadas a partir de um bloco de metal não sinterizado. O processo decorre sob vácuo, o que o torna adequado para o fabrico de peças em materiais reactivos com uma elevada afinidade com o oxigénio, como o titânio. O material é uma liga pura em forma de pó do material final a ser fabricado, sem cargas;

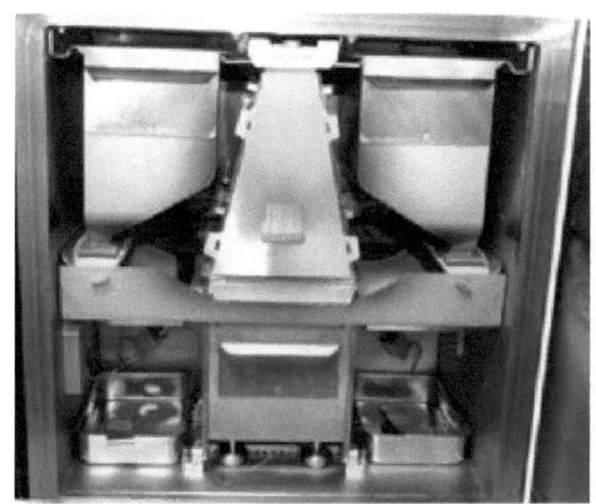

Fig 1.7 (Configuração interna da EBM, o pó é mantido em recipientes em ambos os lados do escudo térmico, o pó é recuado ao longo da plataforma e o feixe é exposto ao pó, fundindo-o numa câmara sem oxigénio). Por conseguinte, não requer tratamento térmico adicional para obter todas as propriedades mecânicas das peças. Em comparação com o SLM e o DMLS, o EBM tem uma taxa de construção geralmente superior devido à sua maior densidade de energia e ao método de varrimento.

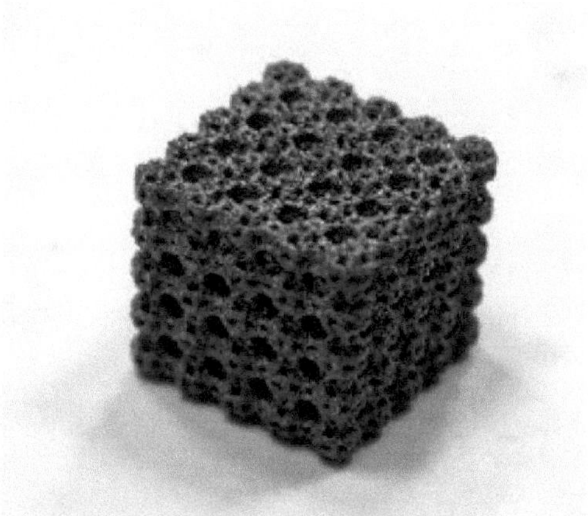

Fig 1.8 (Cubo 3D em titânio, uma forma que não pode ser fabricada

através de um processo de fresagem).

FABRICO DIGITAL

A utilização de técnicas DDM (Diret Digital Manufacturing) em medicina dentária e medicina baseia-se no princípio "Digitalizar, Planear e Fabricar" do paradigma do fluxo de trabalho digital. Cada parte deste paradigma de fluxo de trabalho baseia-se em tecnologias distintas[1]:

- tecnologia de digitalização para captar a anatomia
- aplicações informáticas para compor digitalmente o desenho
- Tecnologia DDM para transformar o desenho numa restauração ou prótese duradoura.

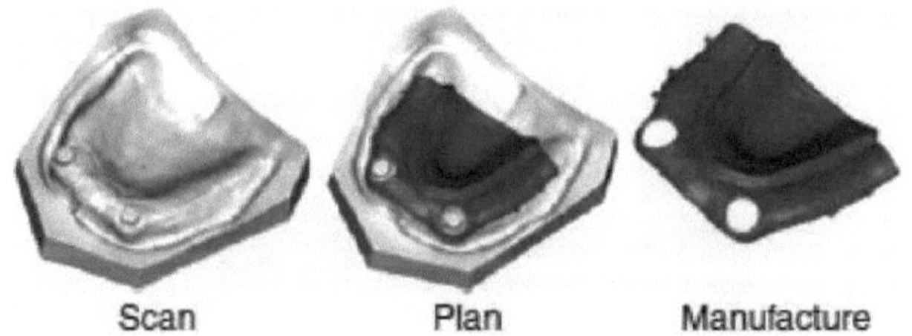

Fig 4.1 Diagrama para descrever como um molde é planeado, uma base de prótese metálica é desenhada e a base de prótese metálica é fabricada utilizando um fluxo de trabalho digital direto.

O desenvolvimento de todas estas tecnologias continua a melhorar, caracterizando-se pelo número de novos equipamentos e "avanços" ou actualizações de cada etapa do processo. As imagens médicas convencionais de TC, RMN e ultra-sons passaram de pilhas de películas para um formato digital normalizado. Os ficheiros DICOM são compatíveis com uma variedade de visualizadores de imagens médicas de diferentes fornecedores de . Foi desenvolvido software que permite que as imagens DICOM sejam convertidas num modelo de superfície tridimensional (3D), dando acesso à utilização de manipulação CAD para manipulação cirúrgica virtual, conceção de guias cirúrgicos, dispositivos de fixação personalizados, dispositivos médicos e o seu fabrico digital como dispositivo ou modelo. Embora estas imagens não tenham geralmente os detalhes necessários para o planeamento direto de restaurações, oferecem uma imagem da anatomia interna com resolução suficiente para o planeamento do tratamento e o desenvolvimento de auxiliares de tratamento, tais como guias de cirurgia oral. Quando traduzida para um formato digital 3D padrão, a anatomia das imagens médicas e das técnicas de digitalização oral pode ser fundida em aplicações CAD/CAM[1].

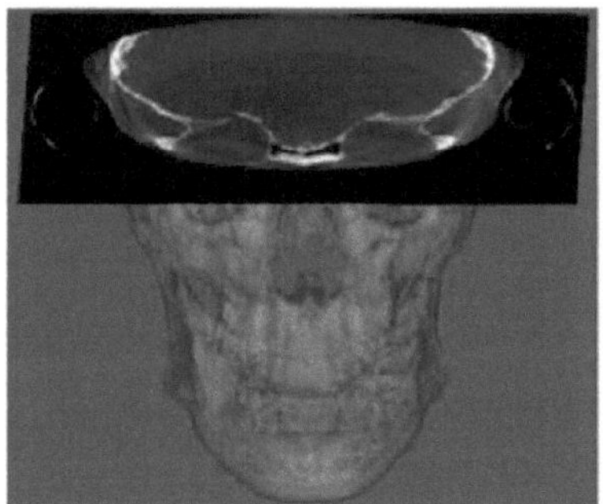

Fig 4.2 As imagens médicas, como uma tomografia computorizada, são uma pilha de cortes axiais que podem ser empilhados para construir uma imagem 3D.

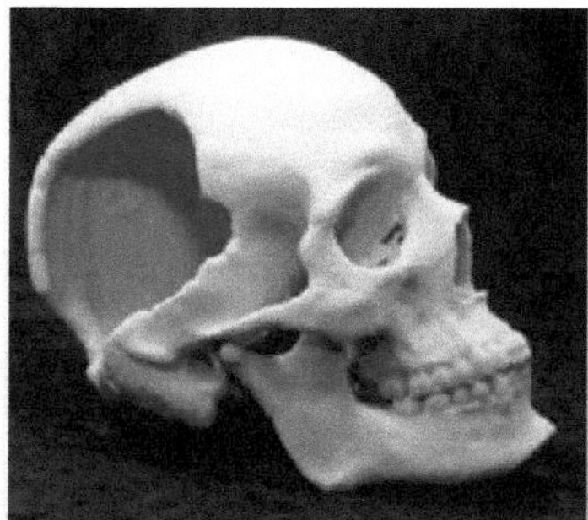

Fig 4.3 Modelo impresso de defeito craniano

Fabrico digital

As próteses concebidas através de uma aplicação CAD são fabricadas por um dispositivo DDM. Estes dispositivos enquadram-se geralmente numa de duas categorias, a tecnologia de fabrico por subtração (SMT) ou a tecnologia de fabrico aditivo (AMT)[6]. A SMT é a tecnologia mais comum, baseada na fresagem convencional de Controlo Numérico Computadorizado (CNC).

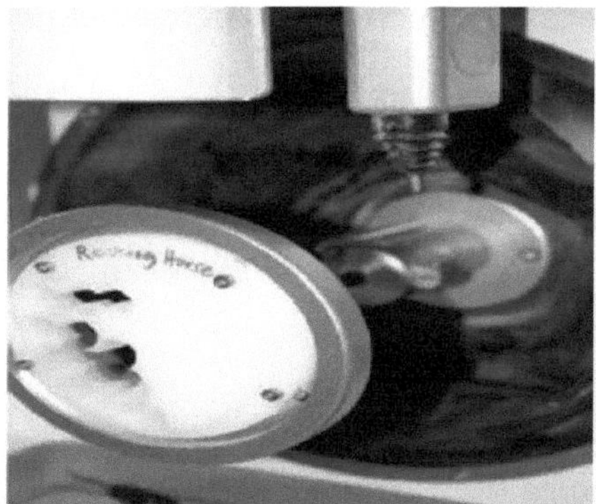

Fig 4.4 Uma fresadora de controlo numérico computorizado de 5 eixos.

As tecnologias SMT são geralmente limitadas pela complexidade geométrica e não são adequadas para produzir todas as formas; no entanto, a AMT pode fabricar as formas orgânicas muito mais complexas.

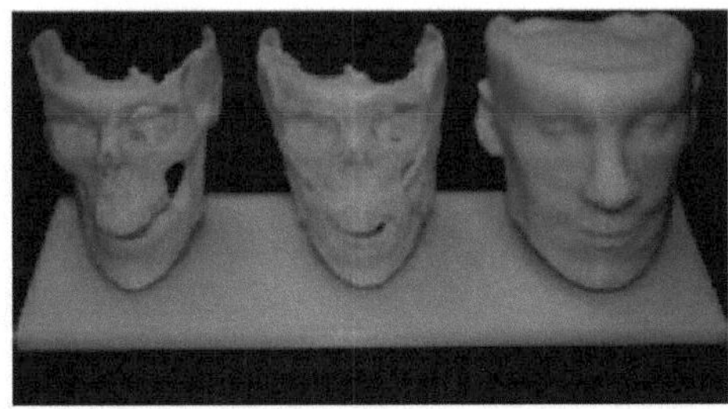

Fig 4.5 Exemplo de formas orgânicas irregulares que são melhor fabricadas utilizando técnicas de fabrico aditivo

Embora os sistemas de fresagem CNC baseados em SMT tenham sido a tecnologia DDM predominante na medicina dentária, o avanço da AMT proporcionará a flexibilidade no design, fabrico e economia de custos para apoiar o fabrico digital no futuro. As abordagens SMT geralmente processam o modelo em percursos de ferramenta para dirigir uma ferramenta de corte e um fuso. A AMT geralmente corta o modelo 3D em planos regulares com instruções para deposição de material, polimerização ou fusão em cada plano. A AMT é mais sensível à integridade destes ficheiros de modelos 3D do que o processo SMT[1].

Formato de ficheiro no fluxo de trabalho digital

Até à data, a maioria dos sistemas CAD/CAM dentários têm sido, em geral, sistemas "fechados"; o ficheiro de imagem, a aplicação CAD, o ficheiro de saída CAD e os percursos das ferramentas (instruções de movimento para a fresa de um sistema de fresagem) são compatíveis apenas nesse sistema; por conseguinte, não tem havido a possibilidade de selecionar diferentes sistemas de imagiologia, software de desenho e fabrico digital como preferência. À medida que as tecnologias mais recentes e uma melhor compreensão das tecnologias CAD/CAM por parte dos profissionais de medicina dentária começarem a prevalecer, haverá uma procura de flexibilidade entre scanners, software de desenho e dispositivos de fabrico, forçando a disponibilidade de mais opções abertas (interoperabilidade). A interoperabilidade do sistema depende da utilização de um formato de ficheiro comum que constitua a etapa de "digitalização" no fluxo de trabalho. Isto foi conseguido na imagiologia médica com a adoção quase universal do formato de ficheiro DICOM, desenvolvido pela National Electrical Manufacturers Association (NEMA) para o armazenamento de todas as imagens médicas.

Os sistemas de RM, TC, ultra-sons e outros sistemas de imagiologia médica utilizam este formato de ficheiro para descrever as suas imagens. O DICOM permite a integração de scanners, servidores, estações de trabalho, impressoras e hardware de rede de vários fabricantes num sistema de arquivo e comunicação de imagens. Os diferentes dispositivos são fornecidos com declarações de conformidade DICOM que indicam claramente quais as classes DICOM que suportam. A norma DICOM foi amplamente adoptada por hospitais e pelos sistemas de cuidados médicos do Departamento de Defesa. No entanto, a norma não é amplamente aceite na medicina dentária, o que é demonstrado pelos formatos de imagem proprietários comuns em alguns scanners de TC de feixe cónico, scanners intra-orais e sistemas CAD/CAM dentários. A interoperabilidade durante as fases de planeamento e fabrico depende da utilização de um formato de ficheiro 3D comum entre a saída de imagens, a aplicação CAD e o dispositivo DDM[43]. Existem vários formatos de ficheiros digitais adequados: .ply, .obj, .vrml, .amf, para enumerar apenas alguns; no entanto, o formato de ficheiro digital mais comum é o formato de ficheiro .stl (formato de tesselação de superfície). O formato de ficheiro STL permite a aproximação da forma de uma peça ou de todo o conjunto utilizando facetas de superfície triangulares.

Geralmente, quanto mais pequena for a faceta, maior será a qualidade da superfície produzida. Quando ligadas entre si numa superfície fechada, estas facetas triangulares compõem uma aproximação 3D de um objeto, como a anatomia do doente ou o desenho de uma prótese. Esta superfície 3D é processada em código de máquina para direcionar o fabrico de DDM, normalmente utilizando imagens. O DICOM permite a integração de scanners, servidores, estações de trabalho, impressoras e hardware de rede de vários fabricantes num sistema de arquivo e comunicação de imagens. Os diferentes dispositivos são fornecidos com declarações de conformidade DICOM que indicam claramente quais as classes DICOM que suportam. A norma DICOM foi amplamente adoptada por hospitais e pelos sistemas de cuidados médicos do Departamento de Defesa. No entanto, a norma não é amplamente aceite na medicina dentária, o que é demonstrado pelos formatos de imagem proprietários comuns em alguns scanners de TC de feixe cónico, scanners intra-orais e sistemas CAD/CAM dentários. A interoperabilidade durante as fases de planeamento e fabrico depende da utilização de um formato de ficheiro 3D comum entre a saída de imagens, a aplicação CAD e o dispositivo DDM. Existem vários formatos de ficheiros digitais adequados: .ply, .obj, .vrml, .amf, para enumerar apenas alguns; no entanto, o formato de ficheiro digital mais comum é o formato de ficheiro .stl (formato de mosaico de superfície). O formato de ficheiro STL permite a aproximação da forma de uma peça ou de todo o conjunto utilizando facetas de superfície triangulares.

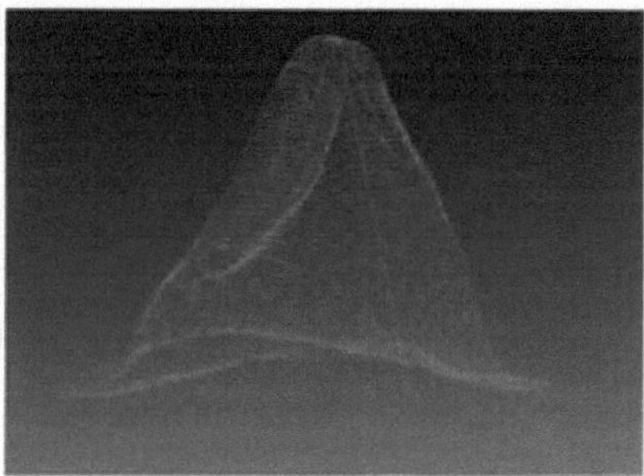

Fig 4.6 Um exemplo da estrutura da malha de um dente típica de um ficheiro .stl utilizado no fabrico digital direto

Geralmente, quanto mais pequena for a faceta, maior será a qualidade da superfície produzida. Quando ligadas entre si numa superfície fechada, estas facetas triangulares compõem uma aproximação 3D de um objeto, como a anatomia do doente ou o desenho de uma prótese. Esta superfície 3D é processada em código de máquina para dirigir o fabrico da DDM, normalmente utilizando aplicações de software específicas do fornecedor fornecidas com o dispositivo DDM. O formato de ficheiro .stl está limitado à geometria da superfície, que é uma definição adequada para a maioria dos dispositivos DDM atualmente disponíveis. No entanto, a futura direção da DDM baseada em AMT permitirá que as propriedades estéticas e mecânicas do material sejam variadas no processo de fabrico. Estão a ser desenvolvidos novos formatos de ficheiros 3D, como o .amf (additive manufacturing format), que permitirão a definição 3D da forma, das propriedades estéticas e das propriedades mecânicas em 3D. O fluxo de trabalho futuro basear-se-á necessariamente num formato de ficheiro 3D comum que suporte estas informações adicionais.

Aplicações do fabrico digital na medicina e na medicina dentária

Nas últimas duas décadas, o fabrico digital tornou-se mais disponível e aceite para utilização no tratamento dentário e médico de pacientes. Empresas de fabrico aditivo como a Materialize (Leuven, Bélgica) desenvolveram software (Mimics) especificamente destinado à indústria médica, convertendo ficheiros DICOM nas estruturas de ficheiros 3D necessárias, o que resultou no desenvolvimento de modelos anatómicos médicos, planeamento virtual de tratamentos cirúrgicos e fabrico digital de modelos, guias e dispositivos médicos. No início de 2000, as forças armadas dos EUA começaram a utilizar o fabrico digital para responder às necessidades de reconstrução de guerreiros feridos, utilizando FDM e SLA, especificamente no fabrico de implantes cranianos.

Os métodos digitais reduzem o tempo de fabrico para cerca de um quarto do tempo de fabrico manual, bem como reduzem os tempos de operação para metade (Taft *et al.*, 2011). Para além da experiência militar, a utilização de modelos digitais tornou-se mais amplamente aceite no planeamento do tratamento para cirurgia oral e maxilofacial; os modelos vasculares proporcionam uma melhor visualização dos defeitos vasculares; para a neurocirurgia, os modelos da coluna vertebral, da anca e da pélvis permitem a medição e a dobragem pré-operatória de placas de reconstrução em ortopedia; e os modelos cardíacos de vasos e válvulas têm prestado apoio aos cardiologistas (Esses *et al.,* 2011). Os estudos sobre a exatidão dos modelos a partir de dados digitalizados DICOM e o fabrico digital de modelos apoiam o fabrico de guias de corte personalizadas, guias de posicionamento e placas de reconstrução (Roser *et al.,* 2010; Taft *etal.*,2011)

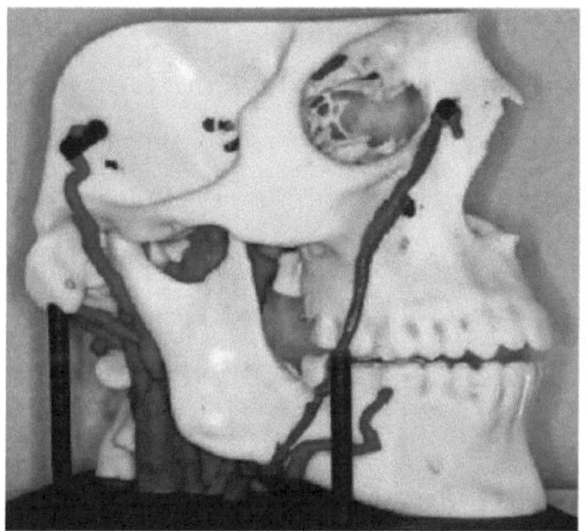

Fig 4.7 Os modelos vasculares de uma TAC com contraste fabricados numa impressora de jato de aglutinante permitem a aplicação de cor nos vasos

Futuro da DDM

Embora os sistemas de fresagem tenham sido o método predominante de CAD/CAM dentário, as técnicas de fabrico aditivo para a medicina dentária podem fornecer a tecnologia para produzir estruturas dentárias diretas para próteses fixas e removíveis, bem como dispositivos de fixação personalizados para reconstruções craniofaciais de uma forma mais eficiente e económica. À medida que forem desenvolvidos mais materiais personalizados, poderá também haver uma mudança dos metais e porcelanas mais convencionais para outros polímeros biocompatíveis e resistentes, cerâmicas e metais eutécticos como materiais de restauração dentária A DDM definirá a forma como a medicina dentária será praticada no futuro e os avanços nos processos digitais de digitalização, Os avanços nos processos digitais de digitalização, desenho virtual e fabrico digital de próteses dentárias terão um impacto nos métodos convencionais de preparação dos dentes, moldagem e fabrico de próteses dentárias personalizadas, diminuindo o tempo, o acesso aos cuidados e o eventual custo da entrega de uma restauração dentária. Os laboratórios dentários digitais assistirão a uma mudança das competências tradicionais do "artesão" para um técnico mais experiente em computadores, com potencial para ser mais produtivo e fornecer uma qualidade mais consistente com materiais mais avançados. Embora não possamos abandonar os princípios convencionais da forma como praticámos a medicina e a medicina dentária no passado, os profissionais dentários e médicos são agora desafiados a adotar a tecnologia para os seus pacientes.

IMPRESSÃO 3D EM PRÓTESE DENTÁRIA

Os médicos dentistas têm utilizado técnicas de prototipagem rápida (PR) nos domínios da simulação da cirurgia buco-maxilo-facial e da implantologia. Com o aparecimento de novas investigações sobre materiais de moldagem e o processo de formação de técnicas de PR, este método está a tornar-se mais atrativo no fabrico de próteses dentárias; no entanto, poucos investigadores publicaram material sobre a tecnologia de PR no fabrico de padrões de próteses, incluindo a aplicação de técnicas de PR em prótese dentária:

(1) fabrico de modelos de cera para próteses dentárias

(2) fabrico de moldes para próteses dentárias (faciais)

(3) fabrico de próteses metálicas dentárias e

(4) fabrico de próteses em zircónio.

Muitas pessoas poderiam beneficiar desta nova tecnologia através de várias formas de produção de próteses dentárias. As práticas tradicionais de protética poderão também ser alteradas pelas técnicas de PR num futuro próximo[3].

Nos últimos anos, a investigação da técnica de RP progrediu rapidamente no que respeita ao material de moldagem e ao processo de conformação. Esta tecnologia já não é utilizada exclusivamente para a criação de protótipos, mas pode ser utilizada para fabricar peças funcionais reais. Por conseguinte, a RP está a tornar-se mais atractiva em aplicações dentárias. As técnicas de RP também podem ser utilizadas para conceber, desenvolver e fabricar próteses dentárias, tais como coifas, coroas e próteses parciais fixas (FPDs)

Tradicionalmente, o fabrico de próteses dentárias envolve muito trabalho manual intensivo e moroso por parte de dentistas e técnicos. O fabrico de próteses dentárias também tem sido muito dependente das competências dos dentistas e dos técnicos. Em comparação com os métodos tradicionais, as novas próteses dentárias podem ser fabricadas por técnicas de RP, camada a camada, diretamente a partir de um modelo informático, sem ferramentas específicas para cada peça e sem intervenção humana.

Os custos de mão de obra serão substancialmente reduzidos, e serão obtidas restaurações dentárias melhores e mais rápidas[6]. As técnicas de RP são atualmente consideradas como uma alternativa promissora para a produção de próteses dentárias. Muitos investigadores têm-se concentrado na aquisição de dados através da utilização de diferentes dispositivos de digitalização 3D e na elaboração de desenhos assistidos por computador (CAD) para o desenho da prótese; no entanto, ainda são raras as publicações relativas à tecnologia de PR no fabrico de padrões para próteses. Aqui, centramo-nos particularmente no fabrico do padrão de cera da prótese, coroas totalmente em cerâmica, próteses metálicas (incluindo FPDs e estruturas para próteses parciais removíveis [RPDs]) e moldes para próteses.

Fabrico de modelos de cera para próteses dentárias

Tradicionalmente, o fabrico do padrão de cera é o passo mais crítico e trabalhoso no fabrico da coroa de metal fundido em porcelana, da coroa de cerâmica prensada e da estrutura RPD. Nesta tarefa demorada, a qualidade do enceramento depende do trabalho qualificado do indivíduo. Com o advento e a popularidade da tecnologia RP, é possível uma nova abordagem para o fabrico automático de wax-up. Esta abordagem simplifica o processo de fabrico tradicional e acelera o período de produção, utilizando imagens 3D, CAD e RP. O novo processo envolve os três passos seguintes:

(1) digitalização dos modelos principais com um scanner ótico 3D (pode ser efectuada a digitalização da arcada completa e da dentição oposta).

(2) conceção do modelo de cera com o software CAD especializado.

(3) fabricar o wax-up com técnicas de RP, como a modelação por deposição fundida e a impressão 3D (3DP).

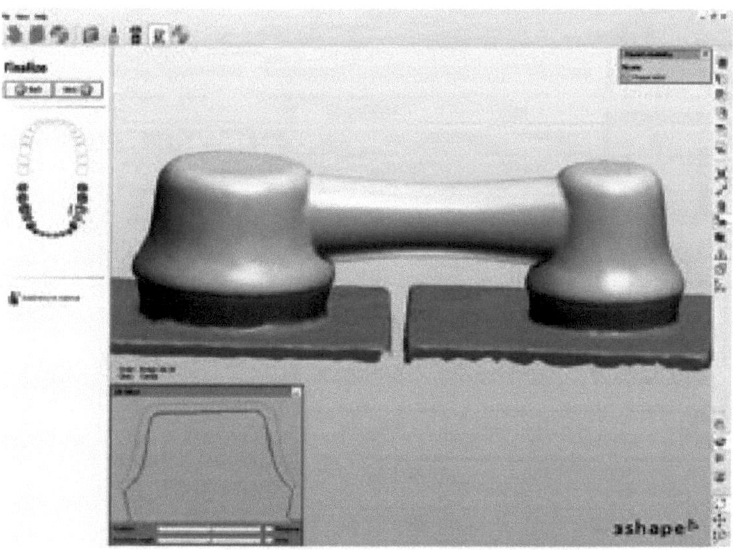

Fig 2.1 desenho de software do padrão

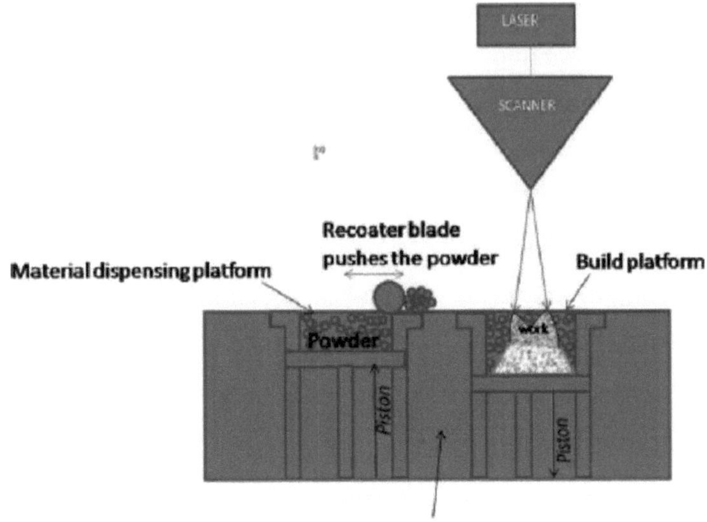

Fig 2.2 Unidade de impressão 3D

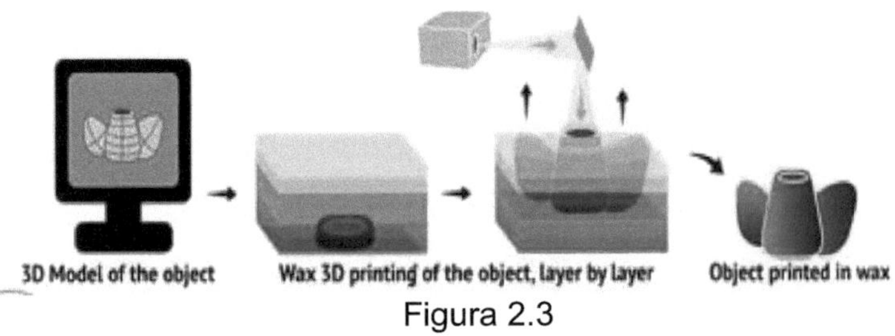

Figura 2.3

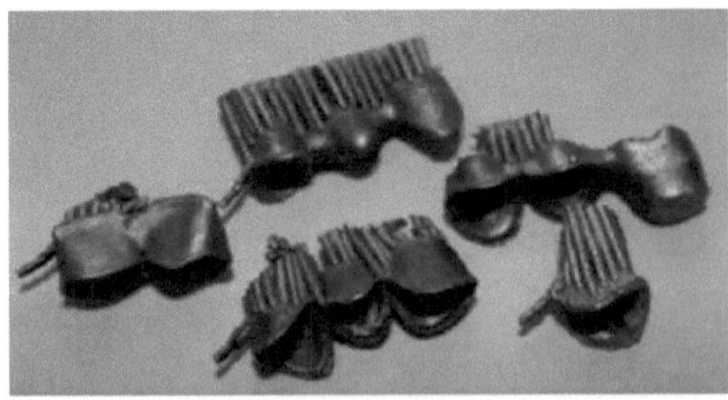
Fig 2.4 Coroas impressas em 3D com as estruturas de suporte.

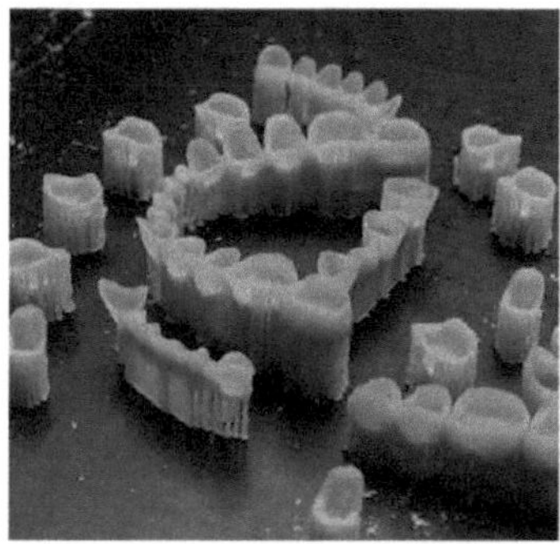

Fig2.5 Pontes cerâmicas com as estruturas de suporte.

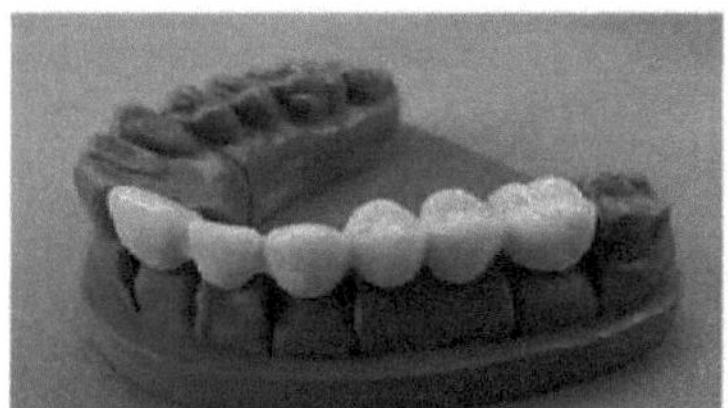

Fig 2.6 restauração concluída

A aplicação RP tem quatro vantagens.

A primeira vantagem é uma elevada taxa de produção. Com as técnicas de RP, o laboratório dentário pode facilmente atingir uma taxa de produção de mais de 150 unidades por hora. A segunda vantagem é o controlo de qualidade dos copings de cera, que resulta num ajuste de alta precisão e numa espessura de parede constante. A terceira vantagem é a redução do tempo de aplicação do spruing. A vantagem final é a redução do trabalho de acabamento necessário nos copings fundidos. As irregularidades na espessura da coifa de cera podem ser evitadas, uma vez que normalmente criam trabalho extra para o acabamento do metal após a fundição. Os sistemas digitais de enceramento dentário (neste relatório) foram produzidos pelos respectivos fabricantes em . O sistema WaxPro (Cynovad, Montreal, Canadá) inclui um scanner 3D rápido e uma poderosa estação de desenho para fornecer um desenho assistido por computador/ fabrico assistido por computador (CAD/CAM) para fabricar os enceramentos dentários com alta velocidade, produção em massa e qualidade industrial. Ao utilizar o WaxPro, apenas são necessários os dois passos seguintes:

(1) digitalização e conceção simultâneas com os sistemas Pro 50 e

(2) fabricando os wax-ups com 3DP.

Depois de o padrão de cera ser fabricado por RP, continua a ser necessário o processo tradicional de cera perdida. O processo é mais acessível do que os processos de fabrico direto por fusão a laser ou sinterização, que continuam a estar fora do alcance financeiro da maioria dos laboratórios dentários.

Prototipagem rápida de próteses dentárias (faciais)

Molde (concha) para fundição de metais

Em comparação com os métodos convencionais de produção de peças fundidas (incluindo a construção de ferramentas e o vazamento de uma peça fundida), os moldes cerâmicos podem ser produzidos para peças metálicas diretamente através de modelos CAD. Estes moldes são criados num ecrã de computador através de técnicas de RP. A impressão tridimensional, como o processo de fundição direta de produção de conchas, produz moldes de fundição de cerâmica para fundição de metal utilizando um processo de impressão camada a camada. O processo envolve uma cabeça de impressão multijacto que deposita um aglutinante líquido sobre uma camada de pó cerâmico. Depois de um molde ser "impresso", é queimado para criar um molde de cerâmica rígido. Este molde (casca) pode então ser vertido em metal fundido, produzindo uma peça metálica funcional. Curodeau et al utilizaram o 3DP para produzir moldes de cerâmica com macro texturas de superfície incorporadas e para fundir implantes ortopédicos funcionais a partir de uma liga de cobalto-crómio de alta resistência. As técnicas de RP eliminam a maior parte das etapas de trabalho intensivo e moroso do processo tradicional de fundição por cera perdida. Também evitam a necessidade de conceber e fabricar ferramentas de cera e núcleo, moldagem de cera e núcleo, montagem de cera, imersão e secagem de cascas e remoção de cera.

Molde para prótese facial

Na última década, as técnicas de RP foram aplicadas com sucesso ao fabrico de uma prótese facial. O fabrico de moldes através da RP tem sido eficaz; no entanto, continuam a ser necessários os procedimentos convencionais de frascos e de revestimento para fabricar a prótese real[20]. Foi proposto um método inovador de conceção e produção (do molde negativo da prótese facial) para fundir diretamente a prótese real com silicone (utilizando técnicas de CAD e RP). Em vez de fabricar um molde RP positivo da prótese (após as fases de conceção e adaptação), o modelo informático da prótese é referenciado para gerar um modelo CAD de um molde. A cavidade do molde forma então o perfil negativo da prótese real. O molde fabricado é utilizado para fundir a prótese real em poliuretano, elastómero de qualidade médica ou materiais silásticos. A utilização do molde elimina os procedimentos convencionais de frascos e de revestimento, e encurta o processo de fabrico da prótese. Para além disso, o molde de resina gerado pode ser preservado, porque o molde é durável e permite vários vazamentos.

A preservação do molde é um passo importante porque a prótese de silicone requer normalmente uma substituição de 2 em 2 anos (devido à descoloração ou deterioração do elastómero de silicone). Esta produção direta de moldes (através do fabrico de RP) já foi introduzida numa clínica. Qiu et al relataram que um paciente com uma rinectomia total foi programado para uma prótese nasal. Com base no modelo 3D do rosto do doente (reconstruído com os dados da TAC), foi criado um molde de quatro peças para a prótese nasal, utilizando um procedimento de CAD e RP. O silicone convencional foi processado com este molde físico para fabricar a prótese nasal definitiva[12]. Ciocca et al fizeram um volume negativo (de um arquivo .STL desenhado) da orelha externa e transformaram esse padrão em um novo arquivo STL para o desenho do molde. A impressão tridimensional foi então utilizada para fabricar o molde da prótese real com silicone.

Molde para prótese completa

Encontrámos apenas dez publicações (escritas nos últimos 20 anos) sobre o campo da conceção e fabrico de uma prótese completa com um computador. A falta de artigos de investigação revela que a tecnologia de fabrico avançada não tem sido aplicada com sucesso neste campo. Os investigadores da Universidade de Pequim desenvolveram um novo sistema CAD e RP para fabricar frascos individualizados (moldes) para uma prótese completa. O processo inclui o estabelecimento de uma base de dados gráfica 3D de dentes artificiais para parametrização do posicionamento, a obtenção de dados 3D de modelos edêntulos e aros em relação cêntrica, a exploração de uma rota CAD e o desenvolvimento de software para próteses completas, o fabrico de frascos físicos (moldes) por 3DP e o acabamento da prótese completa utilizando um procedimento laboratorial tradicional. Embora o sistema ainda esteja na sua fase de configuração experimental , cinco próteses completas foram projectadas e fabricadas com sucesso por este sistema. Nos modelos de gesso desdentados, as próteses estavam em oclusão cêntrica equilibrada com um bom ajuste. Como próximo passo, devem ser efectuados testes quantitativos em laboratório e experiências clínicas para melhorar o sistema.

Fabrico direto de próteses dentárias metálicas

As próteses metálicas são frequentemente utilizadas numa clínica de próteses dentárias.

O método de fundição por cera perdida é a forma tradicional de fabricar uma prótese metálica. Este método é um processo moroso e trabalhoso que inclui muitas etapas manuais, como o fabrico, a incorporação e a queima do padrão de cera, a fundição do metal e o pós-processamento. Com a introdução de um sistema de fresagem

CAD/CAM, uma prótese metálica pode ser fabricada por fresagem (de acordo com o desenho CAD); no entanto, este processo de fresagem também é moroso e as ferramentas de fresagem estão expostas a uma forte abrasão. Além disso, a maior parte do material é desperdiçado e as restrições espaciais limitam a produção de formas complexas, como a estrutura para a RPD. Recentemente, a tecnologia RP, especialmente a fusão selectiva a laser (SLM) e a sinterização selectiva a laser (SLS), tem atraído grande atenção entre os investigadores devido ao seu rápido fabrico de peças metálicas de alta precisão com diferentes materiais e formas[9].

As SLS/SLM são técnicas de adição de material por camadas que permitem a criação de peças 3D complexas através da consolidação selectiva de camadas sucessivas de material em pó umas sobre as outras, utilizando energia térmica fornecida por um feixe de laser focado e controlado por computador. Além disso, o pó restante não processado pode ser reutilizado. As próteses dentárias são muito adequadas para o processamento por meio de SLS/SLM devido à sua geometria complexa e à sua capacidade de serem personalizadas sem um pré ou pós-processamento manual moroso. Este novo procedimento CAD/RP proposto é composto por três partes principais

etapas: a geometria digital capta e processa o molde dentário; a forma dos componentes para as estruturas dentárias é modelada digitalmente; e a estrutura é produzida através de um computador por meio de SLS/SLM. Um processo CAD/RP (SLM) para o fabrico de estruturas metálicas RPD foi realizado na Universidade de Pequim. Este processo simplifica o processo tradicional de fabrico de estruturas e acelera o período de produção (1,5 horas) através da utilização de imagens 3D, CAD e RP.

Neste processo, são reutilizados pacotes CAD especificamente desenvolvidos para construir a estrutura, e é utilizado um sistema SLM para fabricar a estrutura metálica RPD projectada. Embora ainda seja necessária uma investigação de otimização dos parâmetros de processamento e das aplicações clínicas, este procedimento CAD/RP proposto fornece um método eficiente e rápido para conceber e fabricar digitalmente estruturas metálicas biocompatíveis para próteses dentárias complexas.

Utilização da impressão 3D de metais (DMLS) em RPD

O que é o DMLS

O DMLS é um processo de fabrico que permite produzir componentes 3D complexos diretamente a partir de dados CAD 3D sem utilizar qualquer maquinagem[3].

O DLMS requer três entradas:

1. Material: liga de crómio-cobalto. Molibdénio, tungsténio, silício, cério, ferro, manganês e carbono são os outros ingredientes utilizados. Não contêm níquel nem berílio.
2. Energia: Laser de CO2
3. Modelo CAD: A máquina lê os dados de um desenho CAD e coloca camadas sucessivas de pó de liga, construindo assim o modelo a partir de uma série de secções transversais.

Princípio do DMLS:

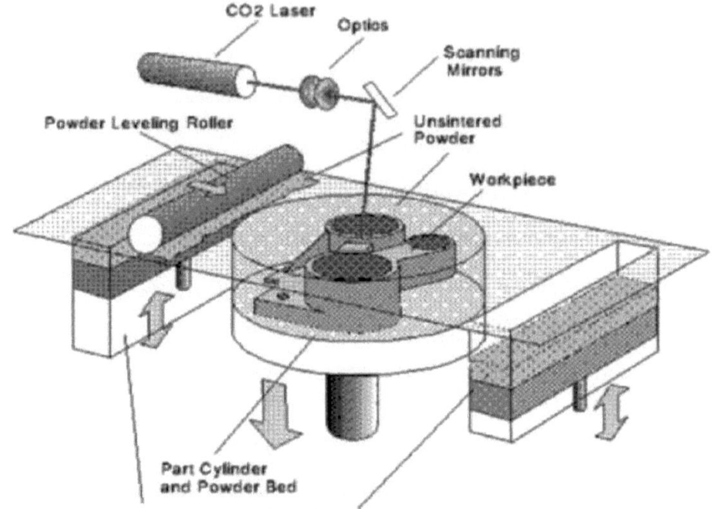

Fig 2.7 Unidade DMLS

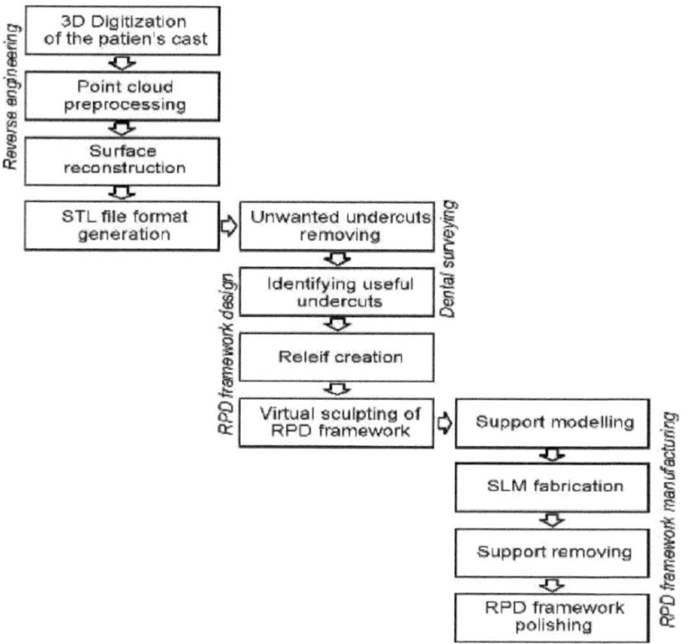

Fig 2.8 Procedimento passo a passo no fabrico de RPD

Etapas envolvidas:

Etapa 1: Digitalização 3D

- Uma digitalização tridimensional do molde dentário de um paciente parcialmente dentado é obtida utilizando um digitalizador de luz branca estruturada.
- São utilizadas várias digitalizações sobrepostas para recolher dados de nuvens de pontos que são alinhados utilizando um software.
- O software Spider é utilizado para produzir uma superfície poligonal no formato de ficheiro STL.

Etapa 2: conceção do quadro RPD

- O software dispõe de ferramentas análogas às utilizadas na escultura física e permite um modo de trabalho que imita o do técnico de prótese dentária que trabalha no laboratório.
- O software utiliza uma interface háptica que incorpora o posicionamento no espaço tridimensional e permite a rotação e a translação em todos os eixos, transferindo os movimentos da mão para o ambiente virtual.
- Permite também ao operador sentir o objeto que está a ser trabalhado no software.
- A combinação de ferramentas e sensações de feedback de força imita o trabalho num objeto físico e permite desenhar e modificar formas de uma forma natural.
- O software também permite a importação de dados de digitalização para criar objectos de referência ou "bucks" sobre

os quais podem ser concebidos objectos de encaixe.

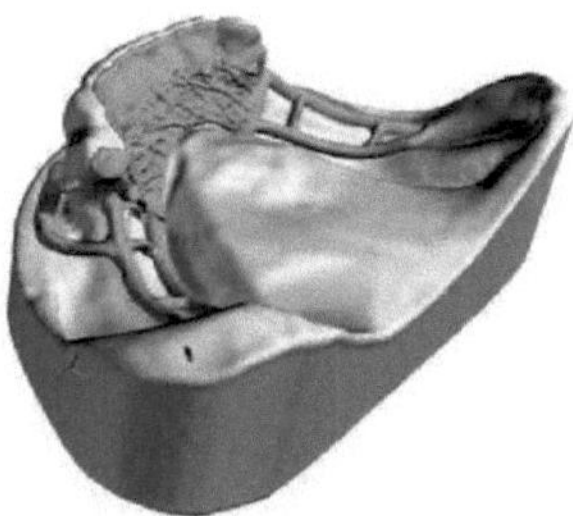

Fig 2.9 A estrutura RPD concebida em Freeform CAD

Etapa 3: fabrico rápido

- Para construir com sucesso a estrutura RPD na máquina SLM, é necessário criar suportes adequados.
- O objetivo dos suportes é fornecer uma base firme para a peça a ser construída, separando-a da placa de substrato.
- Além disso, os suportes conduzem o calor para longe do material à medida que este derrete e solidifica durante o processo de construção.
- Um suporte inadequado resulta em peças incompletas ou em ondulação induzida pelo calor, o que leva à falha da construção.
- Como os suportes têm de ser retirados com ferramentas, a peça é orientada de modo a que os suportes sejam evitados na superfície de encaixe da RPD.

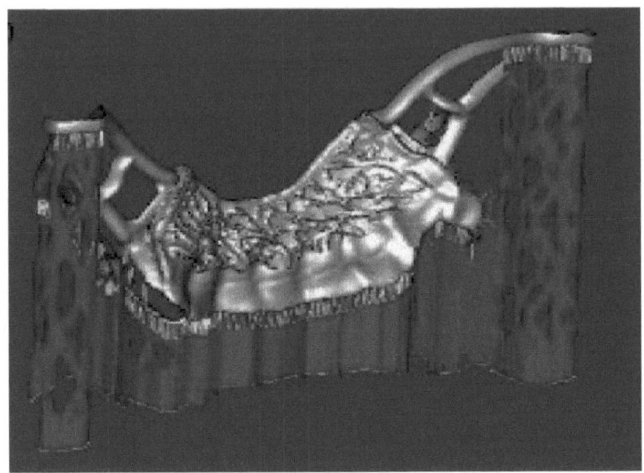

Fig 2.10 RPD orientada e apoiada para evitar as superfícies de encaixe

Etapa 4: acabamento

- As estruturas de suporte são removidas com uma ferramenta eléctrica manual que utiliza um disco de corte reforçado
- As estruturas na sua forma inicial estão bem formadas, mas apresentam uma rugosidade superficial fina. Esta rugosidade foi facilmente removida por jato de grânulos.
- Isto resulta numa estrutura que apresenta um aspeto físico e qualidades de superfície semelhantes aos dos artigos fundidos por cera perdida normalmente utilizados na tecnologia dentária.

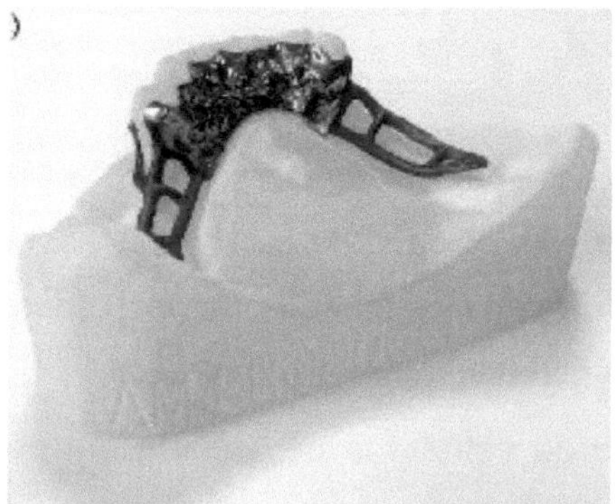

Fig 2.11 Estrutura de RPD cromo-cobalto colocada no molde do paciente

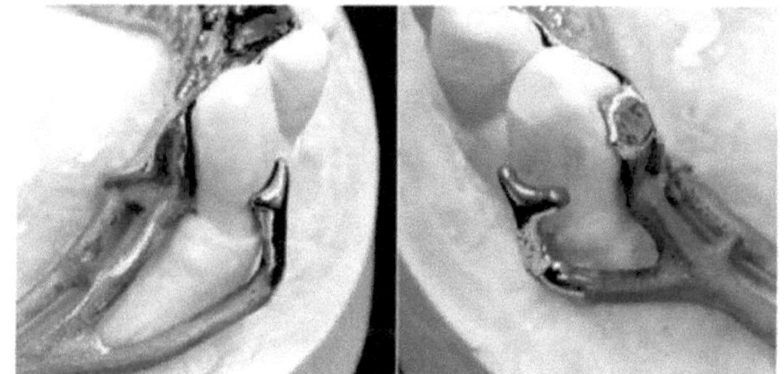

Fig 2.12 Vistas de perto da estrutura da RPD de crómio-cobalto colocada no molde do paciente

Vantagens do DMLS em relação à fundição convencional:

1. Ciclo de fabrico curto
2. Elevada precisão e flexibilidade
3. Artes de fabrico simples que podem ser utilizadas para substituir a tecnologia de moldagem convencional nas áreas da prótese dentária.

Limitações:

- Caro
- As operações de pré-processamento são muito críticas: nivelamento da placa de base, remoção do vácuo no pó, deposição da primeira camada de pó. Todas estas fases são efectuadas manualmente pelo operador
- A definição de estruturas de suporte em peças de grandes dimensões é difícil, porque as tensões internas podem deformar-se e comprometer a precisão e a forma das peças
- É necessário um longo período de tempo entre os dois processos de construção, uma vez que as operações de limpeza da plataforma de construção com pó são delicadas.

Sistemas utilizados:

- SLM Realizer, MCP-HEK (SLM Tech Center, Borchen, Alemanha)
- 24 PM 100 Dental System (Phenix Systems, Clermont-Ferrard, França)
- Sistema Bego Medifacturing (Bego Medical, Bremen, Alemanha)
- Biomain AB (Helsínborga, Suécia)
- EOSINT M250 Xtended (EOS, M "unich, Alemanha).

Materiais disponíveis:

Brand name	Elemental composition (%wt)
EOS CobaltChrome SP2 EOS, Münich, Germany	Co: 51.8-65.8 Cr: 23.7-25.7 Mo: 4.6-5.6 W: 4.9-5.9 Si: 0.8-1.2 Fe < 0.5, Mn < 0.1
EOS CobaltChrome MP1 EOS, Münich, Germany	Co: 60.0-65.0 Cr: 26.0-30.0 Mo: 5.0-7.0 Si, Mn < 1.0 Fe < 0.75 C < 0.15 Ni < 0.1
Remanium Star, Dentaurum, Ispringen, Germany	Co: 60.5, Cr: 28.0 W: 3.0, Si: 1.5 Mn, N, Nb, Fe < 1.0
ST2724G, Sint-Tech, Clermont-Ferrand, France	Co: balance, Cr: 29 Mo: 5.5 Mn, Si, Fe <1.0
Wirobond C+ Bego Medical, Bremen, Germany	Co: 63.9, Cr: 24.7 W: 5.4, Mo: 5.0, Si: 1.0

Fig 2.13Vários materiais disponíveis para impressão 3D

Disponibilidade na Índia:

- Depósito de produtos dentários Glaze, Mumbai
- GE Additive, Bangalore
- Dentcare, Kerala
- Custo aproximado:
- Para próteses parciais fundidas:
- Para coroas: 1500 rps
- Envelope de construção:

- 250 X 250 X 185 mm
- 450 unidades em 24 horas

Feature	Fabrication techniques		
	Casting[a]	Milling[b]	SLM
Time-consuming	High	Low	Low[1,14]
Wastes material	High	High	Low[1,14]
Wastes consumables	High	High	Low
Recycling of wasted material	Low	High	High[1,14,30]
Cost of equipment	Average	High[32,49]	High[1]
Productivity	Average	Average[32]	High[1,30]
Shaping ability	Acceptable	Acceptable[1]	High[1]
Accuracy/Precision	Acceptable	Acceptable[1,49]	High[1,14,36]
Product distortions	High	Low	Low[13]
Porosity	High	Minimal	Minimal[1,13]
Mechanical properties	Acceptable	Acceptable[50,51]	Improved[1,2,8]
Internal fit	Acceptable	Acceptable[24,29]	Improved[12,25,26,29]

(Tabela 2) (Técnica de fusão selectiva por laser de ligas dentárias de Co-Cr: A Review of Structure and Properties and Comparative Analysis with Other Available Techniques (Revisão da estrutura e propriedades e análise comparativa com outras técnicas disponíveis). Journal of Prosthodontics (2015) 303-312)

Conceção assistida por computador de uma prótese parcial removível e impressão 3D da estrutura

A melhoria da saúde oral e da esperança de vida da população idosa levou à retenção dos dentes do paciente por um período de tempo mais longo (Douglas & Watson, 2002). A diminuição da taxa de perda de dentes levou a um aumento da necessidade de próteses parciais amovíveis (RPD) (Ettinger *et al.,* 1984; Redford *et al.,* 1996). Embora as próteses suportadas por implantes dentários integrados Osseo sejam excelentes opções para restaurar o edentulismo parcial, o seu custo elevado pode ser proibitivo, especialmente para pacientes de uma situação socioeconómica baixa (Dolan *et al.,* 2001). Vários materiais, como a liga de ouro Tipo IV, Cobalto-Cromo (Co-Cr), Níquel-Cromo (Ni-Cr) e Ti-6Al-7Nb, um titânio sem vanádio (Ti), foram fundidos com sucesso para fabrico de estruturas de próteses parciais removíveis. As próteses parciais fundidas com ligas de ouro tinham um baixo módulo de elasticidade e, por conseguinte, eram mais susceptíveis à flexão e distorção sob forças oclusais elevadas[1]. Isto resultou na necessidade de conectores principais espessos, um fator que, juntamente com o valor inerente do ouro, aumentou os custos laboratoriais. As ligas à base de cromo tornaram-se populares na década de 1970 como uma opção viável às ligas de ouro.

Durante esse período, a maioria dos laboratórios dentários passou a utilizar ligas de Co-Cr e Ni-Cr. Estas ligas ofereciam muitas vantagens, incluindo (i) baixo custo, (ii) elevada resistência, (iii) excelente resistência à corrosão, (iv) elevado módulo de elasticidade e (v) baixa densidade. Relatos de efeitos adversos, como o potencial de toxicidade e alergias, incentivaram a procura de materiais mais seguros, levando à introdução de ligas de titânio (Covington *et al.,* 1985; Schmalz & Garhammer, 2002). Uma liga de titânio sem vanádio (Ti-6Al-7Nb) com excelentes propriedades mecânicas foi introduzida como alternativa às ligas de fundição tradicionais (Matsumura *et al.,* 2002). Esta liga é biocompatível (Matsuno *et al.,* 2001), resistente ao desgaste (Iijima *et al.,* 2003), forte (Iijima *et al.,* 2003; Kobayashi *et al.,* 1998), dúctil (Kobayashi *et al.,* 1998) e resistente à corrosão (Khan *et al.,*1996). No entanto, um dos seus principais inconvenientes é a porosidade de fundição que pode ocorrer durante o fabrico da estrutura. Vários estudos avaliaram o efeito do desenho (Al-Mesmar *et al.*, 1999; Guttal & Patil, 2007), do diâmetro e da direção (Baltag *etal.*, 2002) do canal de fundição, num esforço para minimizar a porosidade das estruturas de próteses parciais removíveis fundidas em titânio. Outras dificuldades e problemas (Ohkubo *et al.*, 2006; Jang *et al.*, 2001; Sutton & Rogers, 2001) associados à fundição de titânio motivaram os investigadores a explorar a possibilidade de utilizar a medicina dentária digital para evitar as desvantagens e desafios associados ao processo de fabrico de uma prótese parcial removível. Recentemente, o software CAD tem sido utilizado para desenhar digitalmente estruturas para uma prótese RPD (Williams *et al.*, 2004; Eggbeer *et al.*, 2005; Han *et al.*, 2010).

O processo de conceção compreende três etapas[10]:

(i) a digitalização da impressão definitiva ou um molde vazado a partir da impressão definitiva,

(ii) (ii) a exportação da informação digitalizada para preparação digital e levantamento do molde utilizando software de desenho assistido por computador (CAD) RPD disponível no mercado

(iii) conceção da RPD impressa em 3D, adicionando todos os componentes necessários de uma estrutura (conectores menores e maiores, planos de orientação, apoios, conjuntos de fechos, etc.). Os dados do ficheiro de desenho são depois utilizados para imprimir a estrutura em resina de cera utilizando uma máquina de RP e depois investir o padrão e moldá-lo utilizando métodos convencionais (Williams *et al.*, 2004; Eggbeer *et al.*, 2005; Bibb *et al.*, 2006) ou para fabricar a estrutura diretamente utilizando uma máquina de fusão selectiva a laser (Han *et al.*, 2010; Williams *et al.,* 2006).

A fusão selectiva a laser (SLM) é uma tecnologia que utiliza dados CAD 3D e um feixe de laser de fibra de itérbio de alta potência para fundir pós metálicos de elevada qualidade, formando a estrutura 3D RPD previamente concebida. A SLM tem sido amplamente utilizada com sucesso nas indústrias metalúrgicas (Yadroitsev *et al.*, 2007). Em 2004, Williams *et al.* (2004) publicaram o primeiro estudo laboratorial que investigou a utilização de um software CAD para conceber a forma de uma série de componentes para a estrutura RPD[14]. Os padrões de plástico destes componentes foram impressos utilizando uma máquina RP e fundidos com sucesso. Após a fundição dos padrões de plástico, observaram pequenas aletas na peça fundida, sugerindo uma expansão do padrão de plástico. Recomendaram então a utilização de cera para a impressão de futuros padrões de estrutura para evitar esta complicação. Bibb *et al.* (2006) foram os primeiros a relatar o ajuste experimental de uma estrutura RPD projectada com um software CAD e depois impressa utilizando a técnica RP. A estrutura foi considerada clinicamente aceitável.

Vantagens das próteses parciais removíveis concebidas digitalmente

1. Redução do tempo e das despesas de fabrico; uma vez que não é necessário um molde refratário para encerar, moldar e fundir a estrutura RPD, podem ser investidas e fundidas simultaneamente várias estruturas impressas[14].
2. Aumento da rentabilidade e da produtividade do laboratório.
3. Maior comunicação e colaboração entre o médico dentista e o

técnico de prótese dentária.

4. A menor ênfase no processo convencional de fabrico de RPDs permite que o técnico se concentre em dominar os princípios da conceção de RPDs digitais.

Desvantagens das próteses parciais removíveis concebidas digitalmente

1. Investimento necessário para adquirir o software de digitalização.
2. Investimento na aquisição de software CAD e de impressoras.
3. Complicações associadas ao processo de fundição, tais como a presença de porosidades superficiais nas estruturas de fundição.
4. Aumento do custo da mão de obra para aprender e aperfeiçoar o processo digital.

Procedimentos passo a passo para a conceção digital e o fabrico de uma RPD utilizando a técnica RP

1. A impressão definitiva ou o molde definitivo é digitalizado num scanner de alta velocidade

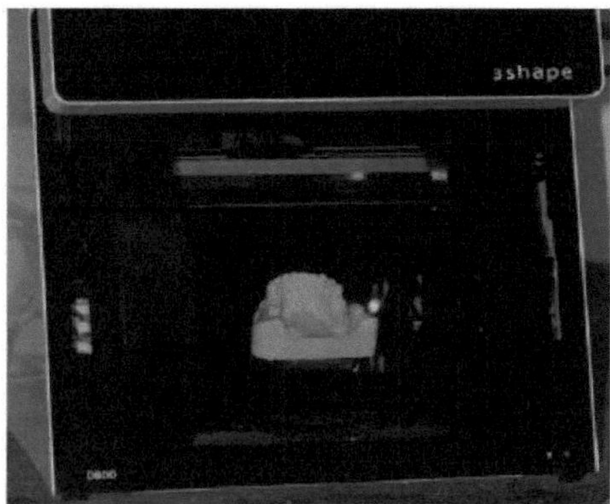

Fig 2.14 Molde definitivo digitalizado num scanner de alta velocidade

2. A informação digitalizada é exportada para preparação digital e levantamento do molde utilizando software CAD RPD disponível no mercado.
3. O molde virtual é preparado para o processo de levantamento. Uma haste direcional azul no centro do palato ajuda a determinar o caminho de inserção pretendido e é a ferramenta de levantamento virtual. O molde é então orientado para o caminho de inserção adequado.

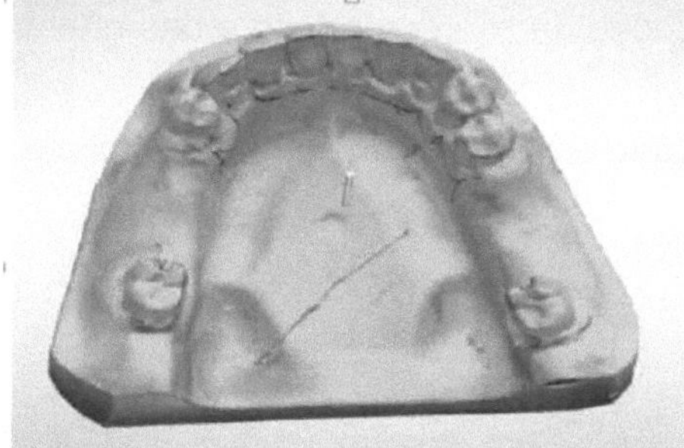

Fig 2.15 Determinação da trajetória desejada para a inserção do molde virtual.

4. A seguir, é efectuado o apagamento do corte inferior. O bloqueio dos cortes inferiores indesejáveis e a localização dos cortes inferiores desejados estão concluídos.

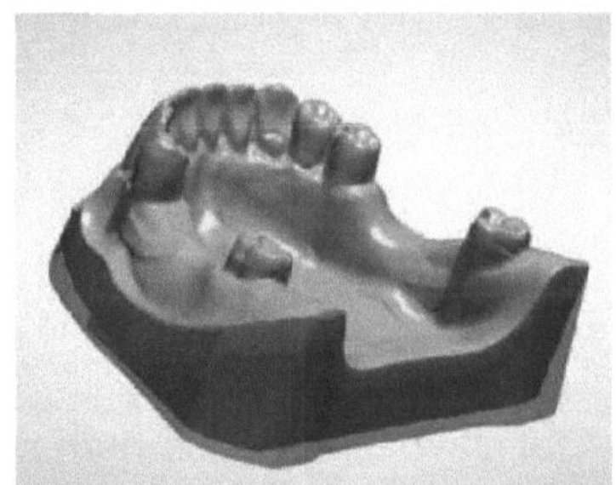

Fig 2.16 Bloqueio dos cortes inferiores

5. A zona de relevo e as grelhas (ou malhas) de retenção são concebidas nesta fase

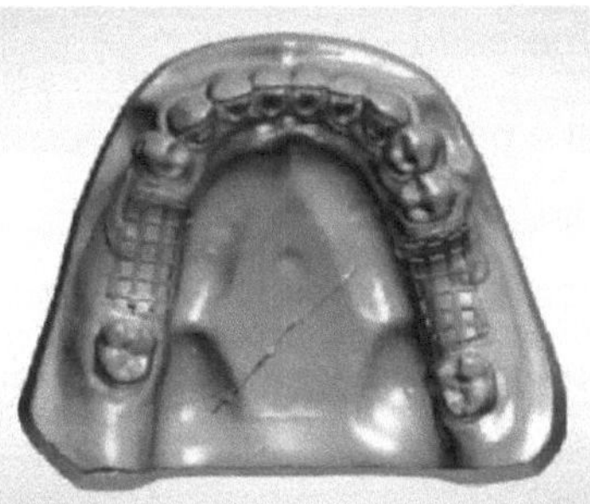

Fig 2.17 Conceção da zona de relevo e das grelhas de retenção

6. O passo seguinte é a adição do conetor principal.

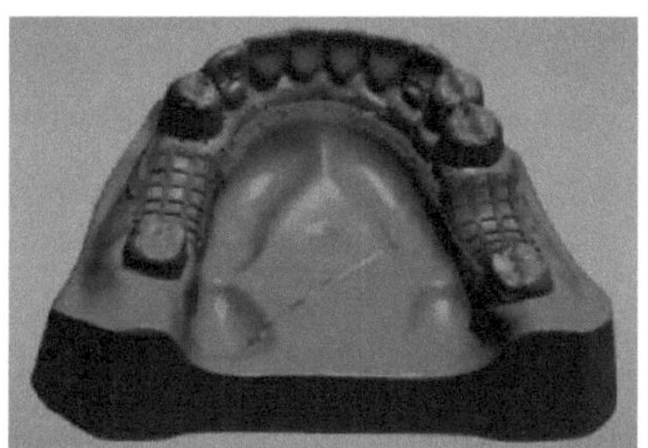

Fig 2.18 Adição do conetor principal

Os conectores menores são delineados com uma linha pontilhada azul ligada e posteriormente adicionados ao desenho.

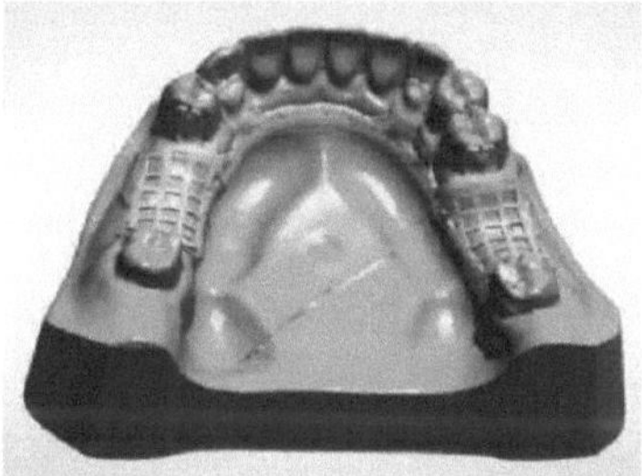

Fig 2.19 Esquema dos conectores menores

7. Os fechos são acrescentados nesta fase, prolongando as linhas azuis pontilhadas até à forma e ao contorno desejados do fecho.

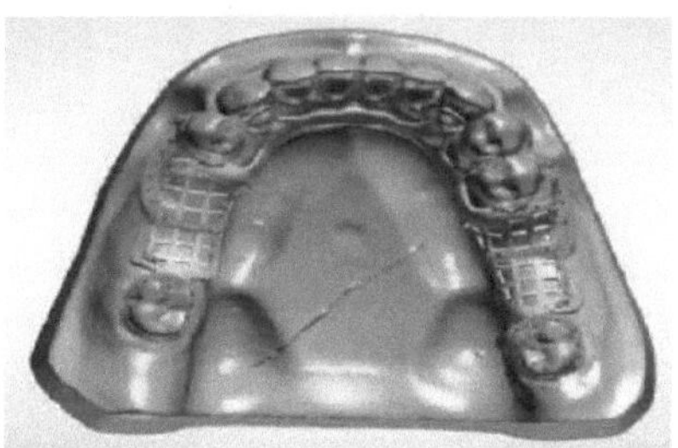

Fig 2.20 Adição de um fecho ao desenho

A espessura, a largura e o contorno dos fechos podem ser corretamente concebidos para uma resistência adequada da estrutura.

8. As linhas de acabamento são colocadas virtualmente, seguindo-se a escultura e o contorno finais do enceramento digital da estrutura RPD

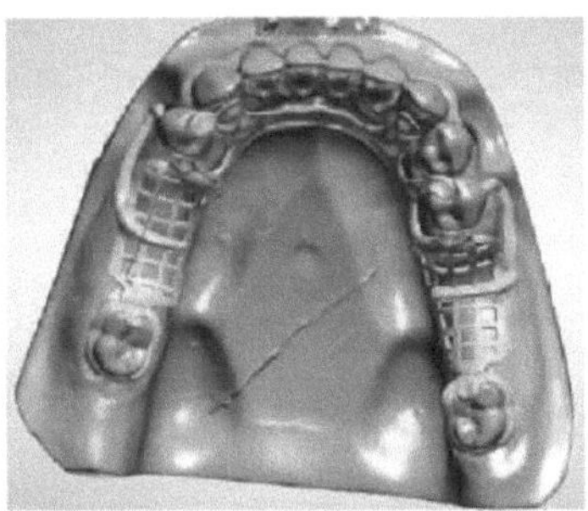

Fig 2.21 Colocação das linhas de acabamento

9. A estrutura virtualmente concebida é então inspeccionada quanto às linhas de acabamento internas.

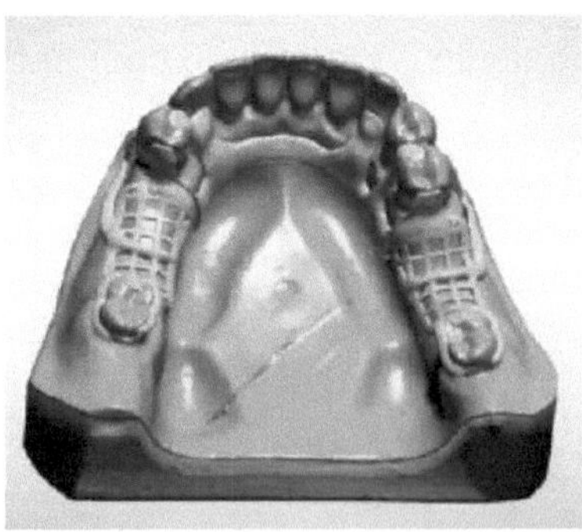

Fig 2.22 O molde virtual é inspeccionado quanto à espessura das

linhas de acabamento interno da estrutura e preparado para impressão através da adição de barras de suporte do arco transversal.

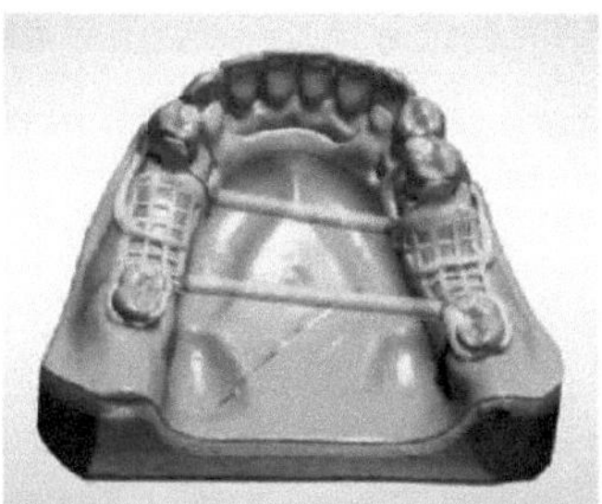

Fig 2.23 Adição de barras de apoio do arco transversal

10. O ficheiro é então enviado para a impressora para a criação de um padrão de cera ou resina.

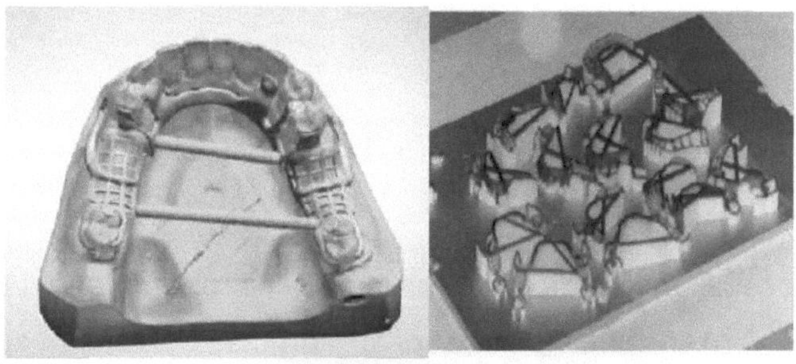

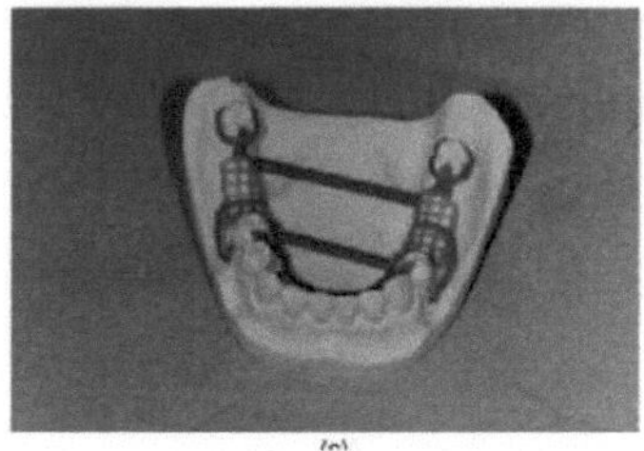

Fig 2.24 Fabrico de padrões de cera

11. O padrão impresso é então pulverizado para ser investido.

12. O resto dos procedimentos técnicos para as estruturas digitais são os mesmos que para o processo de fabrico parcial convencional.

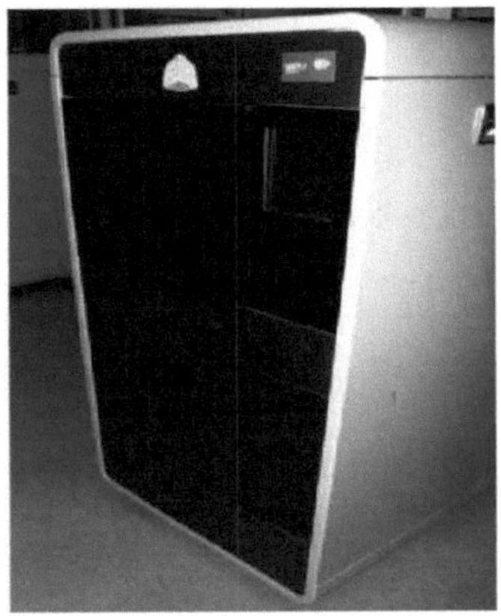

Fig 2.25 Impressora 3D

Após a prova da estrutura metálica digital, são utilizados métodos convencionais para fabricar a prótese dentária, o que inclui a preparação e o processamento dos dentes e o acrílico foi efectuado no molde obtido a partir da impressão definitiva[21]. Após o processamento, o ajuste e o polimento, a prótese dentária completa é colocada e ajustada para conforto e função.

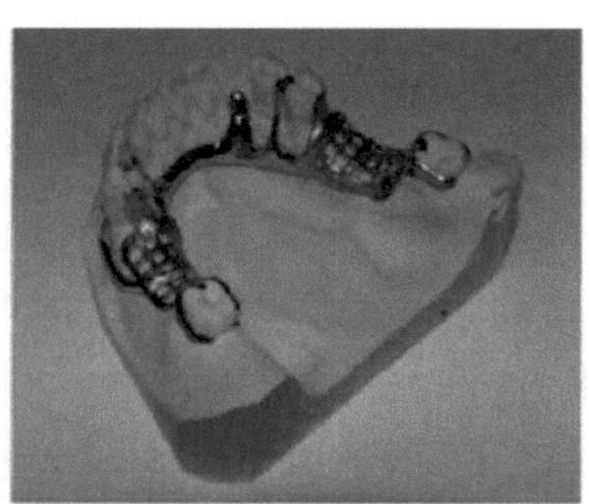

Fig 2.26 Estrutura RPD polida

Conclusão

As técnicas de RP têm sido substancialmente utilizadas em medicina dentária, mas as aplicações da RP em prótese dentária são relativamente raras. As próteses dentárias podem ser fabricadas camada a camada diretamente a partir de um modelo informático, de forma fácil e rápida, através de várias técnicas de RP, sem ferramentas específicas para cada peça e sem intervenção humana. Esta técnica representa uma mudança revolucionária no fabrico de próteses dentárias. Com o desenvolvimento e a investigação da diversidade dos sistemas de RP e dos materiais de construção correspondentes, é possível gerar diferentes tipos de próteses dentárias para diferentes aplicações. Estas aplicações incluem padrões de cera para próteses dentárias, moldes para próteses dentárias (faciais), próteses dentárias metálicas e próteses de zircónio. Acreditamos que as técnicas de RP estão a desempenhar um papel mais importante na prótese dentária e tornar-se-ão uma das principais tecnologias para o fabrico digital de próteses dentárias.

CIRURGIA DE IMPLANTES DIGITAIS

Esta tecnologia consiste nos dados digitalizados de objectos, que são transformados num ficheiro de construção 3D e transferidos para um dispositivo de fresagem. Deste modo, a cópia do objeto é fresada a partir de um bloco sólido de material, como metal ou cerâmica[s]. Durante a primeira década, as aplicações dentárias da tecnologia CAD/CAM restringiram-se a restaurações cerâmicas, tais como inlays e coroas. Na implantologia dentária, o fabrico de pilares e estruturas de implantes através da tecnologia CAD/CAM foi introduzido no início dos anos 90 (Priest, 2005) e tem evoluído muito desde então[5]. A informação digital do produto é obtida através da digitalização de um padrão de cera ou de resina acrílica do desenho final do objeto ou através da criação virtual do desenho final do objeto utilizando um programa de software especial. Os dados digitalizados são então transferidos online para uma unidade de produção, onde máquinas de processamento controladas por computador fabricam o produto digitalizado. Finalmente, um técnico de prótese dentária aperfeiçoa o produto enviado da unidade de produção para o laboratório de prótese dentária.

Para além da tecnologia CAD/CAM, o desenvolvimento de software de planeamento de implantes 3D conduziu recentemente a uma evolução de novos conceitos de tratamento no tratamento com implantes dentários. A tomografia computorizada (TC) e o software de implantes 3D fornecem aos clínicos informações em 3D das estruturas ósseas de um paciente[7]. Além disso, a combinação destas imagens com a tecnologia CAD/CAM permite o fabrico de guias cirúrgicos e próteses implanto-suportadas que são fabricadas préoperatoriamente com base no planeamento virtual do tratamento.

Guias cirúrgicos estereolitográficos

A tecnologia estereolitográfica envolve a reprodução do guia ou modelo cirúrgico, através de um feixe de laser que solidifica seletivamente uma resina líquida sensível aos raios ultravioleta. É efectuada uma TAC do paciente com uma guia radiológica estável. Os dados são enviados para a empresa onde os dois exames diferentes serão combinados utilizando como referência um marcador de guta-percha radiopaco (marcadores fiduciais) no guia radiográfico[6]. Só nesta altura é que o clínico pode utilizar o software específico e planear digitalmente a colocação do implante. A guia cirúrgica é produzida em material acrílico tendo como referência o modelo estereolitográfico e a guia radiográfica. O guia estereolitográfico cirúrgico inclui mangas metálicas. Durante a cirurgia, o clínico utilizará uma sequência de guias de broca que se adaptam perfeitamente ao diâmetro de cada broca cirúrgica a ser utilizada na osteotomia. Finalmente, o implante será colocado utilizando o mesmo guia cirúrgico estereolitográfico. Existem vários sistemas comerciais disponíveis no mercado para o fabrico de guias estereolitográficas.

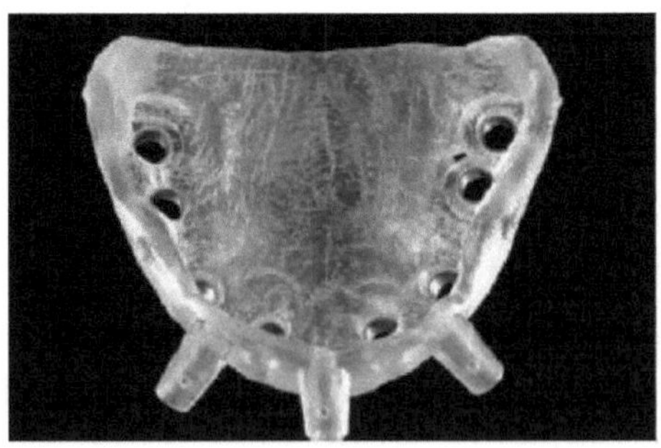

Fig 3.1 Guia cirúrgico estereolitográfico com oito mangas

Guias fabricados digitalmente

Os conjuntos de dados DICOM também podem ser utilizados para produzir modelos com uma tecnologia de impressão 3D (por exemplo, Spectrum Z510; Company Z Corporation, Aachen, Alemanha e o pó de gesso ZP130). O princípio da impressão 3D consiste em cortar um objeto digital em secções transversais que são impressas em camadas. Os requisitos de precisão para modelos anatómicos situam-se num intervalo de um décimo de milímetro. Ao formular este método para o fabrico de modelos, os tempos de tratamento e os recursos de mão de obra podem ser reduzidos. O guia pode ser produzido em modelos maquinados ou mesmo produzido por fabrico direto. Isto poderia potencialmente permitir que os tempos de tratamento fossem ulteriormente reduzidos. No entanto, Weitz *et al.* (2010) afirmaram que a precisão de um guia cirúrgico para colocação de implantes produzido por prototipagem rápida utilizando um conjunto de dados DICOM de CBCT não era satisfatória.

Com base em exames CBCT (Sirona Galileos), foram produzidos um total de 10 modelos e 10 guias utilizando uma impressora 3D de prototipagem rápida. Nos mesmos pacientes, foram efectuadas impressões e fabricadas guias em modelos convencionais. Para comparar a precisão da adaptação, as guias produzidas com o método de prototipagem rápida e o método convencional baseado em laboratório foram verificadas na boca dos pacientes. Enquanto que as guias fabricadas pelo procedimento convencional tinham uma excelente precisão, a precisão de adaptação das produzidas pelos conjuntos de dados DICOM não era suficiente. Os desvios variaram entre 2,0 e 3,5 mm.

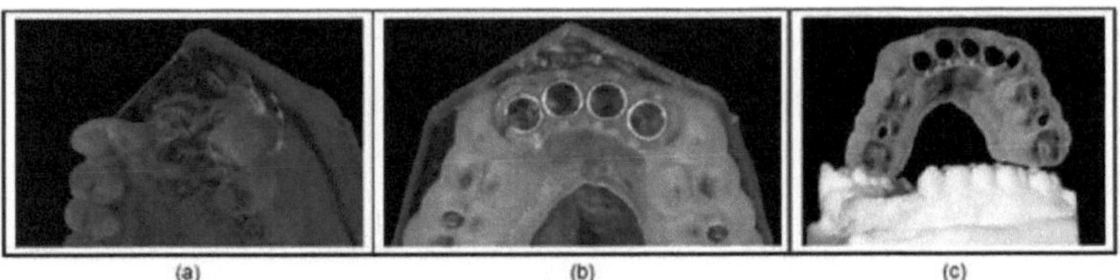

Fig 3.2 Modelo impresso e guia cirúrgico impresso. (a) Modelo impresso com dentes, tecidos moles e osso. (b) Guia cirúrgico e modelo impressos

PROTOTIPAGEM RÁPIDA EM CIRURGIA

3 ASPECTOS PRINCIPAIS DA PROTOTIPAGEM PARID NA CIRURGIA

- Modelo anatómico
- Guias e modelos cirúrgicos
- Fabrico direto de implantes

Modelos anatómicos

Estas aplicações estão a tornar-se rotineiras e têm sido utilizadas clinicamente há mais de 10 anos[39]. A maioria dos laboratórios utilizará modelos em algum momento.

Aplicações típicas

- Cranioplastia
- Piso orbital
- Reconstrução da mandíbula
- Planeamento da osteotomia
- Planeamento de distracções
- Planeamento de implantes integrados Osseo extra-orais

Cranioplastia

- De longe a aplicação mais frequente.
- Utilização de modelos incentivada pelas recentes alterações à regulamentação relativa à retenção de retalhos ósseos.
- Uma investigação recente efectuada nos Laboratórios

Maxilofaciais do Reino Unido revelou uma opinião consensual de que os modelos deveriam ser obrigatórios para casos de cranioplastia.

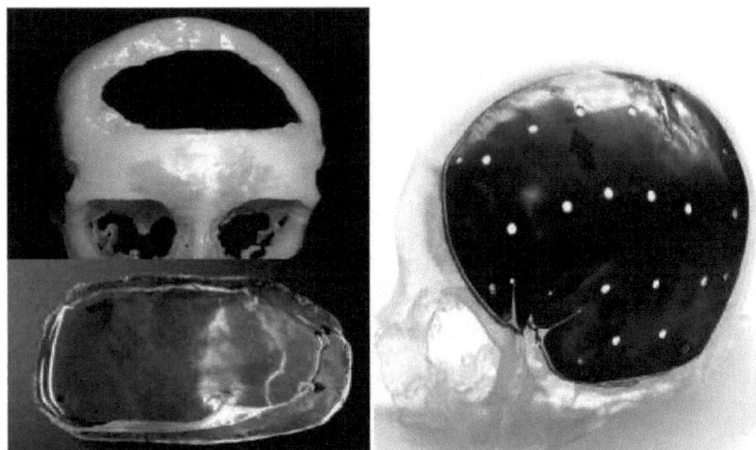

Fig 5.1 Material impresso em 3D para cranioplastia.

Reconstrução do pavimento orbital

- É facilmente a segunda aplicação mais comum.
- Particularmente útil para grandes fracturas do pavimento orbital.

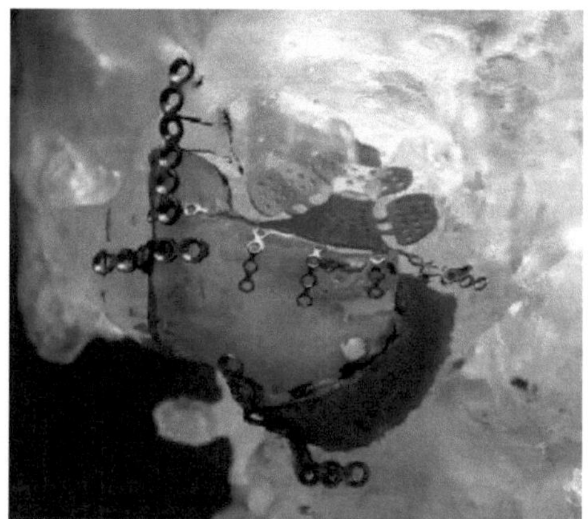

Fig 5.2 Reconstrução do pavimento orbital.

Reconstrução da mandíbula

Uma candidatura reconhecida

Particularmente útil para pré-dobrar placas e planear locais de perfuração.

Planeamento da osteotomia

- Uma aplicação reconhecida para anomalias congénitas, reconstrução pós-cancro e casos de traumatismo.
- Particularmente útil para o ensaio de osteotomias e placas de pré-dobragem.

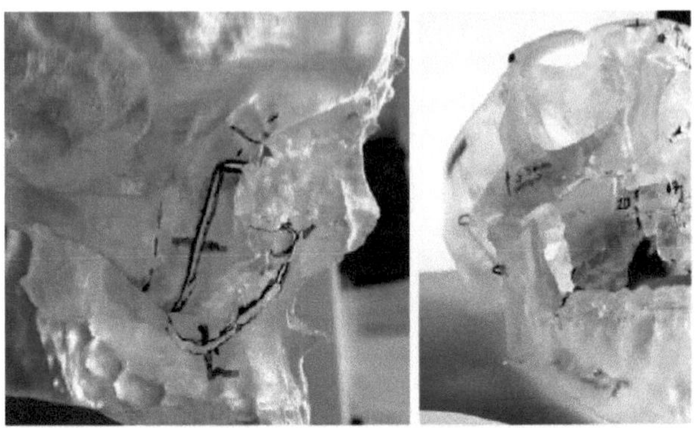

Fig 5.3 Marcação da osteotomia

Planeamento de distracções

Uma aplicação reconhecida para anomalias congénitas, reconstrução pós-cancro e casos de traumatismo.

Particularmente útil para calcular vectores e pré-dobrar placas de distração.

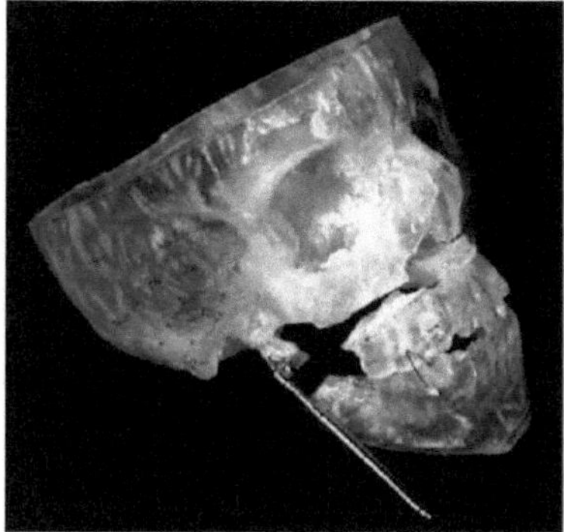

Fig. 5.4 Planeamento da distração.

Planeamento de implantes integrados extra-orais da Osseo

Uma aplicação reconhecida para a retenção de próteses.

Particularmente útil para casos complexos ou quando o software não está disponível.

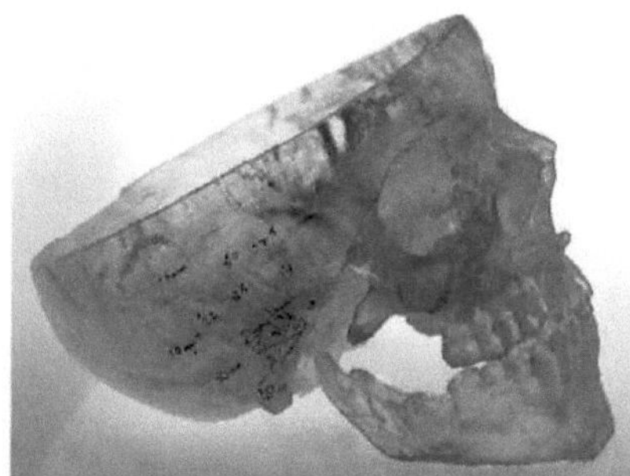

Fig 5.5 Planeamento de implantes integrados extra-orais da Osseo

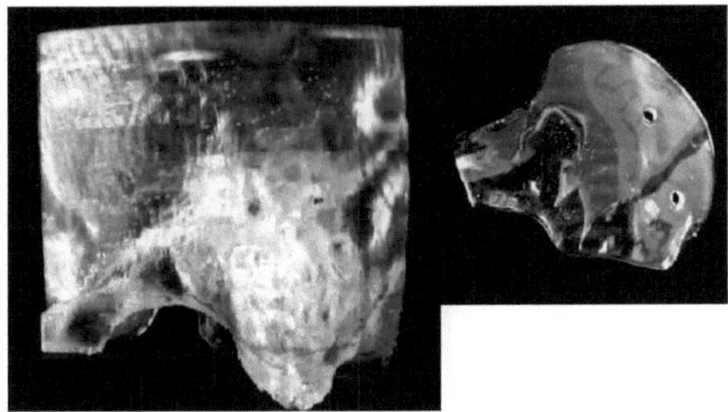

Fig. 5.6

Guias e modelos cirúrgicos.

Algumas destas aplicações estão a tornar-se rotina e são utilizadas clinicamente há cerca de 5 anos.

Alguns laboratórios terão utilizado guias cirúrgicas em algum momento: maioritariamente dentárias. As aplicações extra-orais são ainda pouco frequentes.

Aplicação típica

Implantes orais

Implantes extra-orais

Osteotomias

Cirurgia do seio nasal

Implantes orais

De longe a aplicação mais frequente.

Serviços totalmente comercializados disponíveis

É necessário um software dedicado.

Atualmente é considerado rotina em muitos consultórios.

Implantes extra-orais

Não é uma aplicação comum, mas é cada vez mais utilizada em casos complexos.

Numa fase transitória, estão disponíveis serviços comerciais, mas não na mesma medida que os orais. Poderá ser necessário software dedicado, consoante o prestador de serviços.

Não é considerado rotina, mas está a ser praticado.

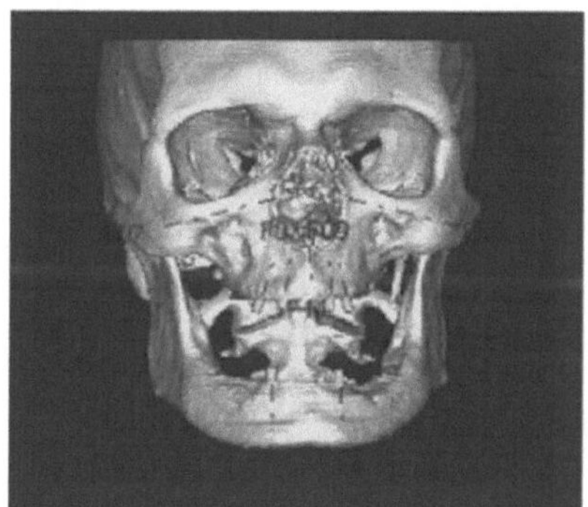

Fig 5.7 Planeamento de implantes extra-orais.

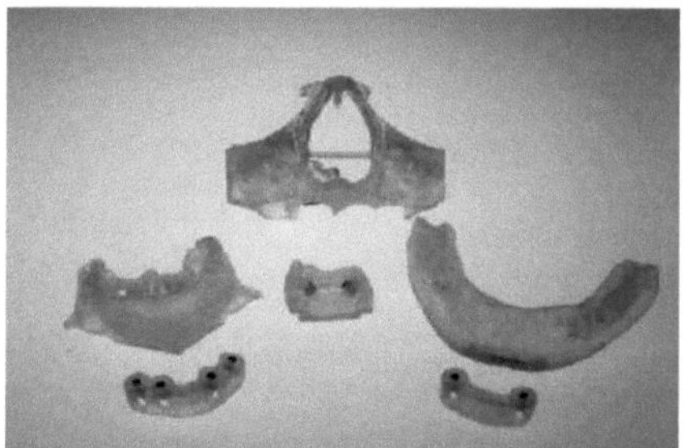

Fig 5.8 Implantes extra-orais

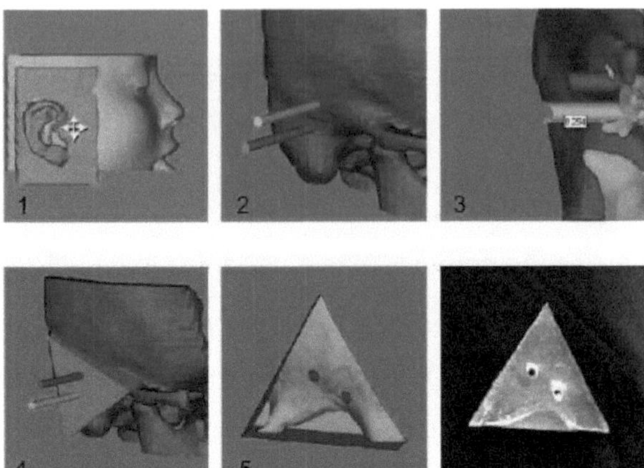

Fig 5.9 Planeamento de implantes extra-orais.

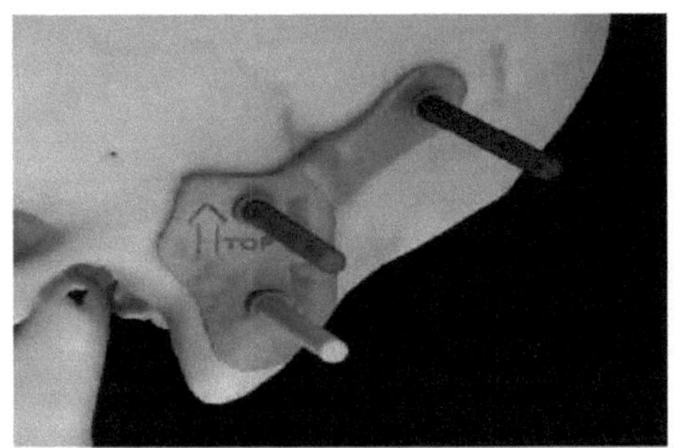

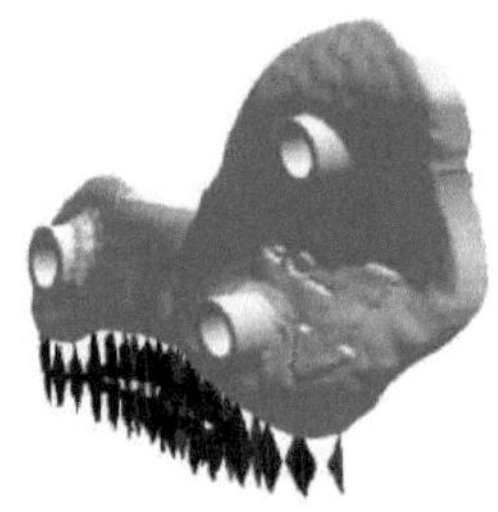

Fig. 5.10

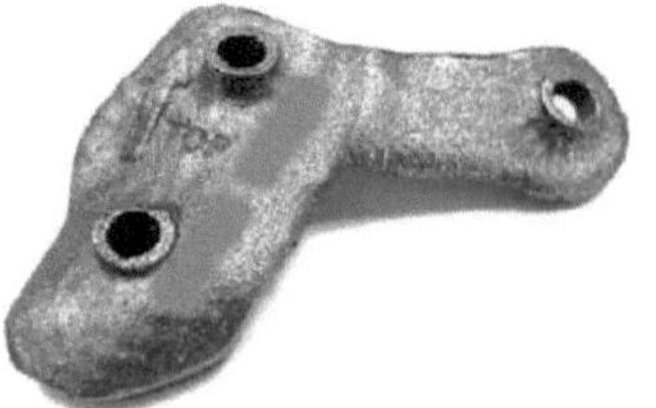

Implant Planning

Surgical Guide directly manufactured in 316L Stainless Steel using Selective Laser Melting

Patient name blurred out for confidentiality

Fig. 5.11

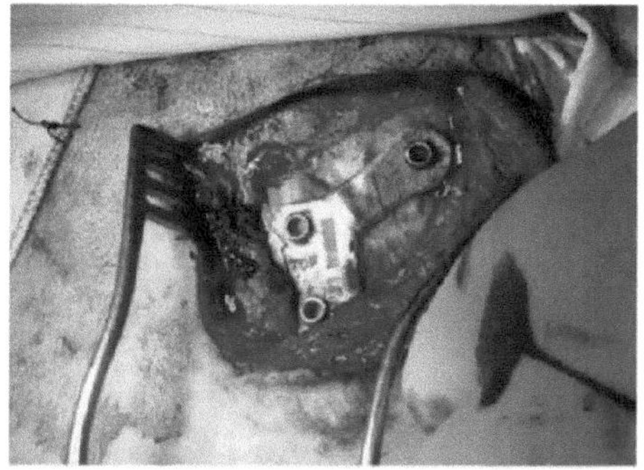

Fig 5.12 Implantes extra-orais colocados.

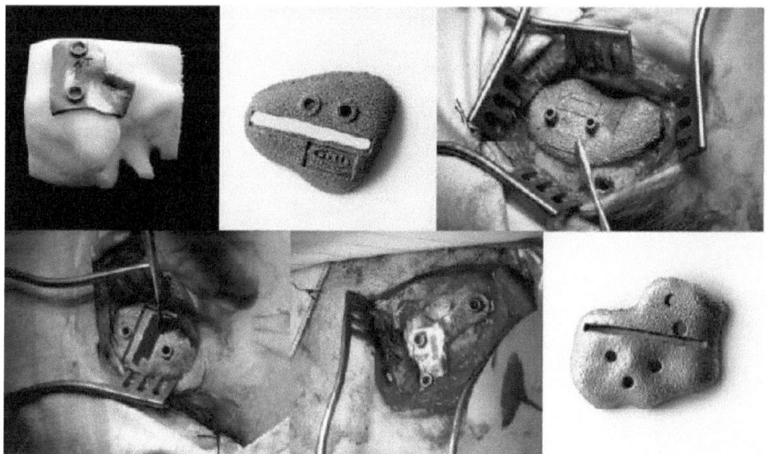

Fig 5.13 Implantes extra-orais.

Osteotomias

Não é uma aplicação comum, mas há alguns estudos de caso publicados.

Até à data, os resultados são promissores, mas ainda é necessária mais investigação.

Podem ser necessários vários pacotes de software para planear e conceber completamente os guias.

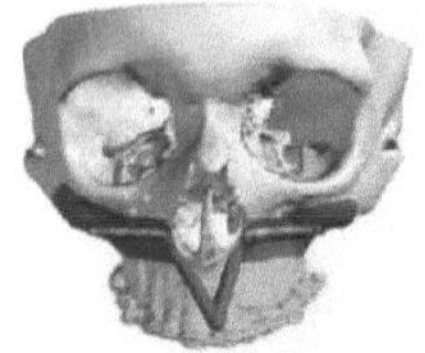

Osteotomy Cutting Guide Design

Guide designed in FreeForm
Supports are generated so that they do not interfere with the fitting surface

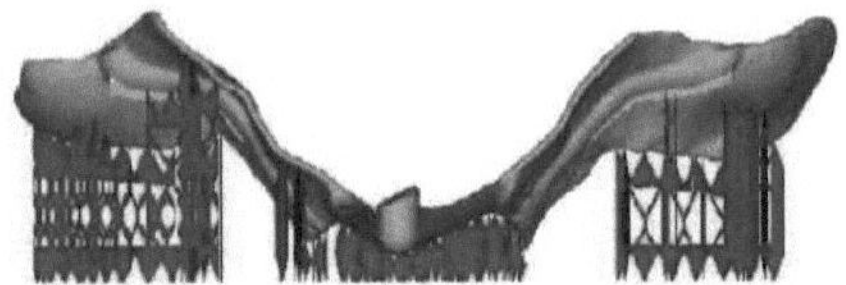

Fig 5.14 Desenho da guia de corte para osteotomia

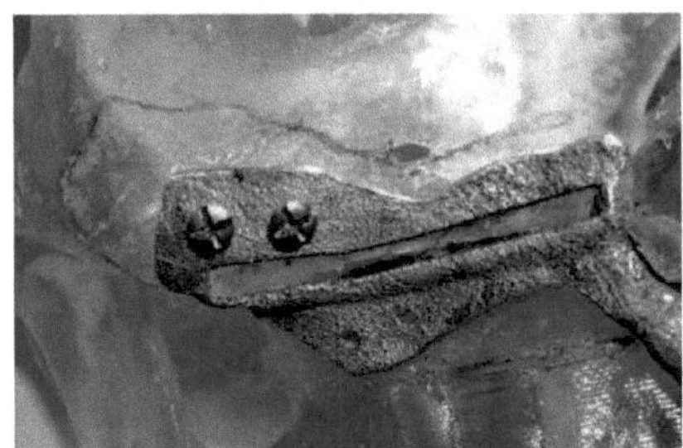

Fig. 5.15

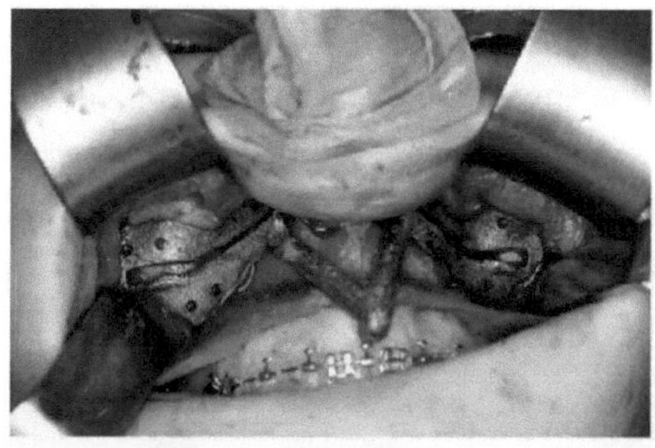

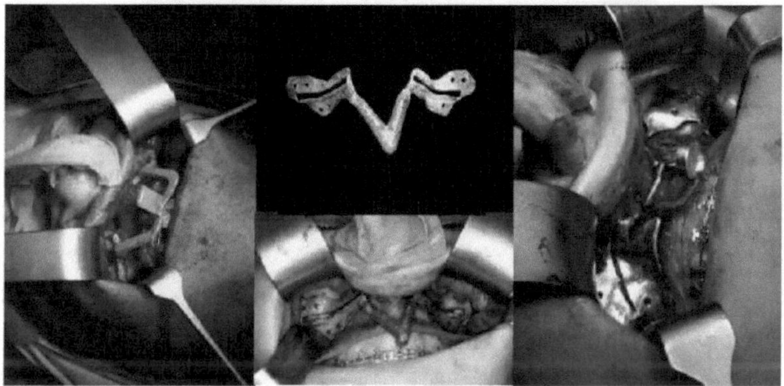

Fig. 5.16

Cirurgia do seio nasal

Não é uma aplicação comum.

Está a ser realizado em vários laboratórios utilizando diversas técnicas.

Podem ser necessários vários pacotes de software para planear e conceber completamente as guias.

Fabrico direto de implantes.

Esta é ainda uma área de investigação e apenas um número muito reduzido de casos foi implantado.

No entanto, existe um enorme potencial com os recentes desenvolvimentos em máquinas capazes de processar titânio.

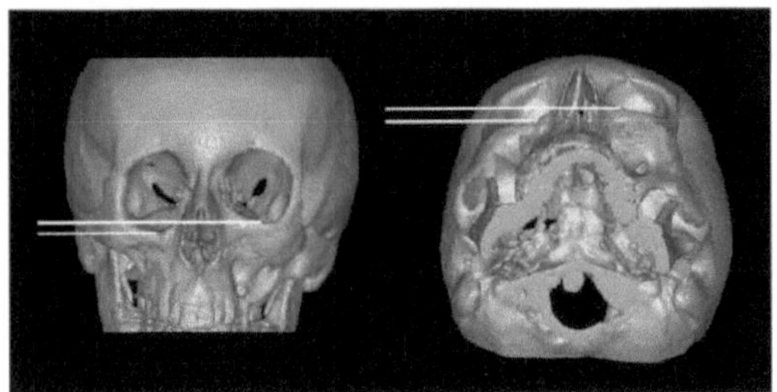

Fig. 5.17

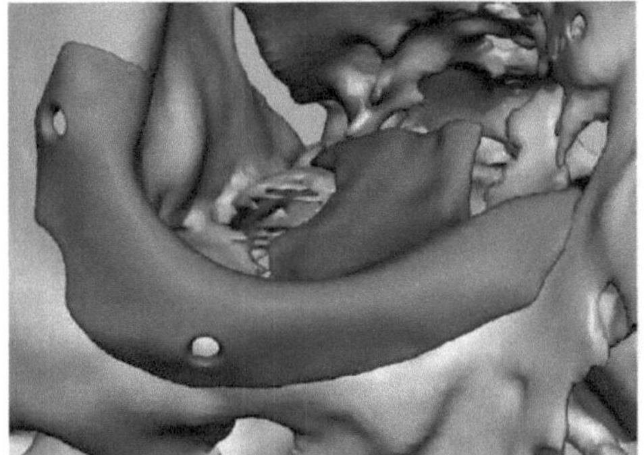

Fig. 5.18

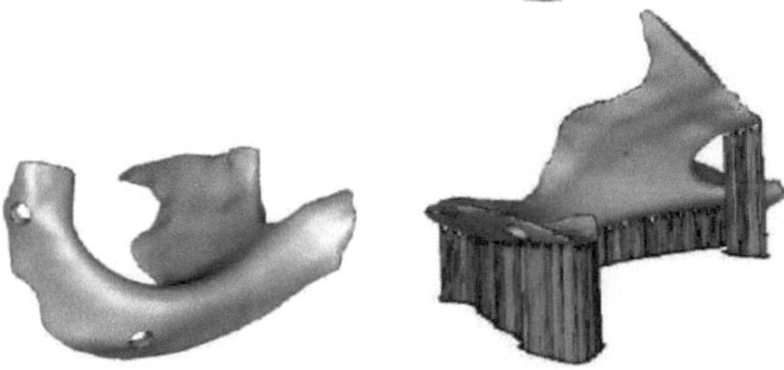

Fig. 5.19

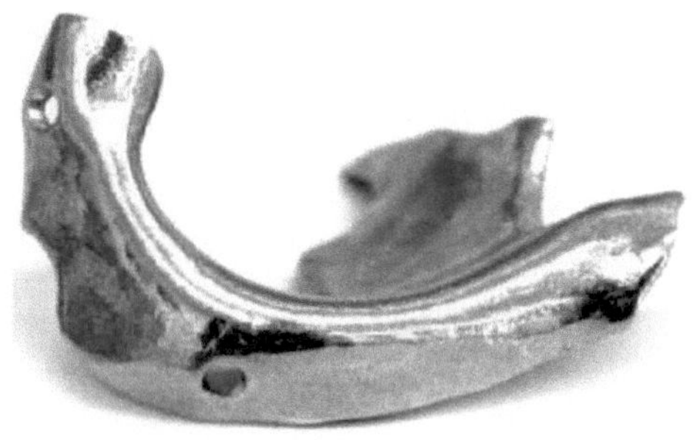

Titanium implant made by Gerrie Booysen
Central University of Technology

Fig. 5.20

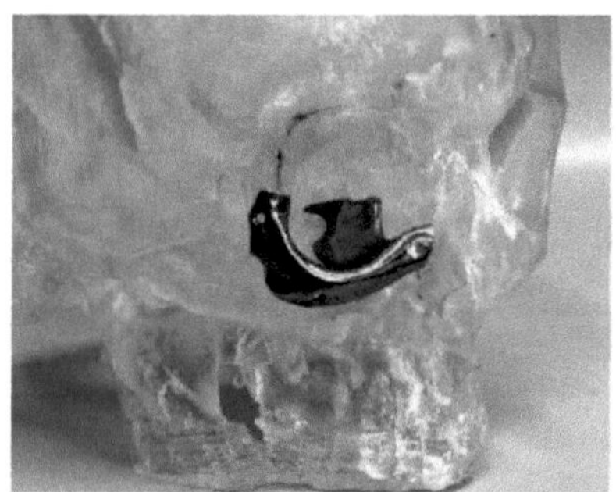

Fig. 5.21

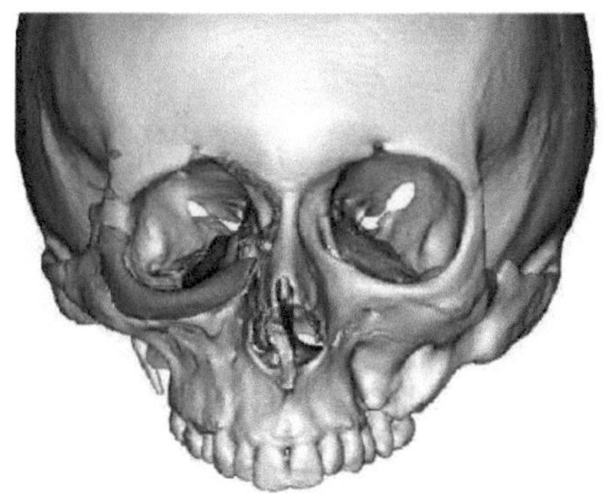

Fig 5.22Erros e melhoria da precisão

Implant for cranial reconstruction designed using 3Matic and made using Arcam electron beam melting in Titanium

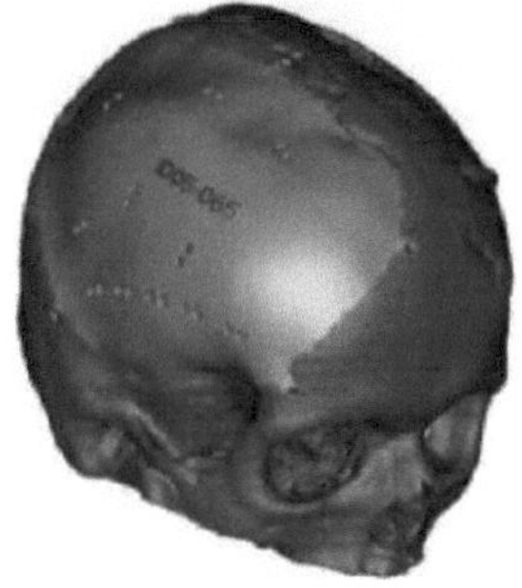

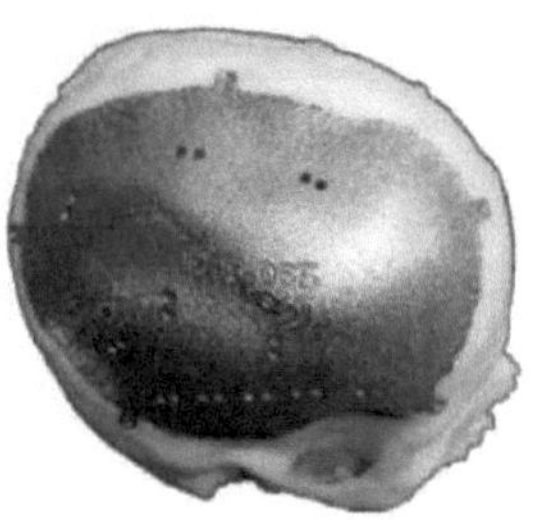

Fig. 5.23

- Os modelos médicos representam uma boa relação qualidade/preço em aplicações específicas.
- Os modelos reduzem os erros e melhoram a exatidão.
- Os modelos estão a ser utilizados de forma adequada.
- A reconstrução da placa de cranioplastia e do pavimento orbital deve ser efectuada com modelos.
- A resistência e a precisão são as propriedades mais importantes do modelo.
- Os modelos foram identificados como essenciais para a reconstrução do fabrico de placas de cranioplastia pelos cinco inquiridos.
- Os modelos para o septo nasal foram identificados como essenciais por um inquirido.
- Os modelos médicos estão a ser utilizados de forma adequada e em número significativo.
- Os modelos médicos reduzem os erros e melhoram os resultados.
- Os modelos médicos representam uma boa relação

qualidade/preço.

- O fabrico de placas de cranioplastia requer um modelo.
- Os laboratórios estão cada vez mais interessados em adquirir as suas próprias máquinas.
- Os modelos devem ser guardados para questões médico-legais.

Papel da impressão 3D na cirurgia oral e maxilofacial Tendências actuais e futuras

As aplicações médicas da impressão 3D estão a expandir-se rapidamente e espera-se que venham a revolucionar os cuidados de saúde. A impressão 3D é atualmente uma indústria de 700 milhões de dólares, sendo que apenas 11 milhões (1,6%) são investidos em aplicações médicas. Nos próximos 10 anos, prevê-se que a impressão 3D cresça para uma indústria de 8,9 mil milhões de dólares e que 1,9 (26%) mil milhões sejam gastos em aplicações médicas[6].

As utilizações médicas da impressão 3-D podem ser classificadas em três segmentos.

- Bioimpressão de tecidos e órgãos;
- Criação de próteses personalizadas, dispositivos implantáveis e modelos
- Fornecimento e descoberta de formas de dosagem de medicamentos farmacêuticos.

A maioria dos cirurgiões reconstrutivos está familiarizada com a invenção de Charles Hull da impressão 3D "litografia estéreo" no início da década de 1980. Desde então, a impressão 3D evoluiu e tem sido aplicada na medicina desde o início da década de 2000. As primeiras aplicações foram utilizadas em implantes dentários e dispositivos protéticos personalizados. Desde então, as suas aplicações cresceram significativamente e as revisões publicadas mais recentemente descrevem a utilização da impressão 3D para produzir ossos, orelhas, traqueia, vasos sanguíneos, órgãos de tecido, bem como novas formas de dosagem para produtos farmacêuticos, personalizando o fabrico de impressão de medicamentos no local de tratamento, tendo em conta a idade, o género, a raça e a resposta clínica do doente[6].

Case 1 - Custom 3D pure titanium TMJ prosthesis

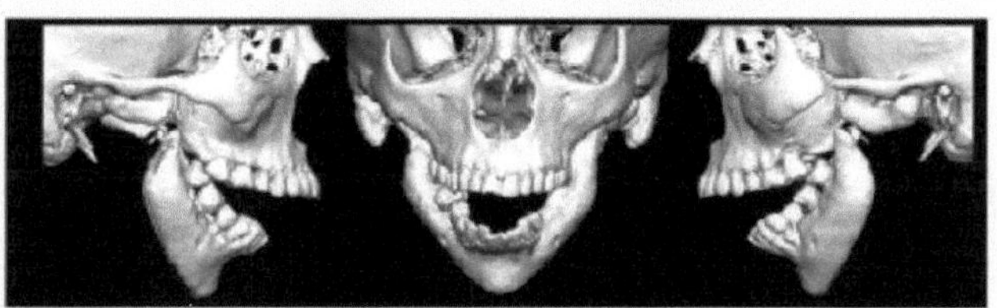

Figure 1: Pre-op anatomy with anterior open bite secondary to bilateral mandible fracture.

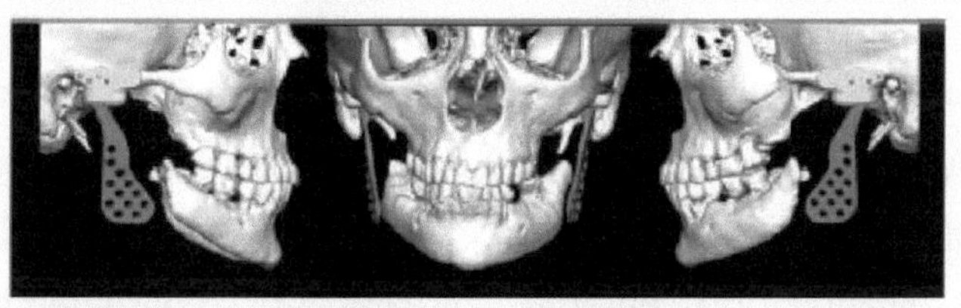

Figure 2: Limitation of stock TMJ prostheses.

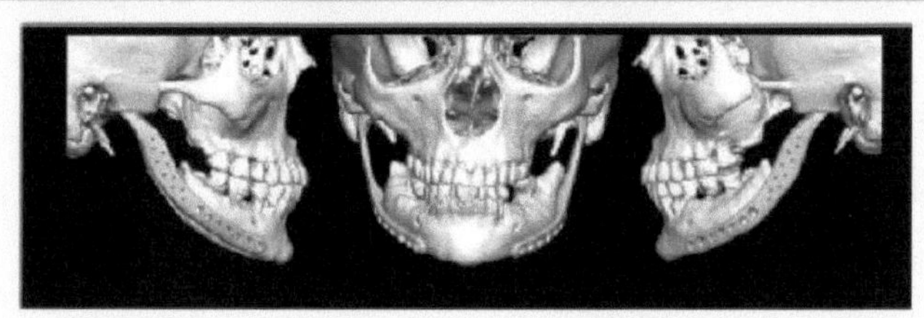

Figure 3: Custom 3D printing prostheses with optimal

Uma mulher de 64 anos com antecedentes de esclerodermia desenvolveu uma fratura patológica espontânea do ângulo mandibular bilateralmente há mais de 3 anos. Como resultado, desenvolveu uma mordida aberta anterior significativa (Figura 1) com incapacidade de mastigar alimentos, necessitando de alimentação parental para se nutrir. Consultou vários cirurgiões nos EUA que não foram capazes de a ajudar nas suas necessidades reconstrutivas devido à complexidade e às limitações cirúrgicas. Após avaliação por TC e praticamente alinhamento ideal da oclusão, a paciente parece ter tido uma reabsorção óssea significativa bilateralmente. A paciente também não tem cabeça condilar proximal suficiente para permitir qualquer fixação.

Para além disso, uma prótese total da ATM não seria capaz de alcançar o segmento distal da mandíbula bilateralmente após o seu alinhamento correto (Figura 2). A única opção que restava era criar uma substituição da articulação temporomandibular 3D personalizada em titânio puro, uma vez que a doente apresentava sensibilidade ao níquel (Figura 3). Atualmente, as articulações personalizadas da Biomet não estão aprovadas pela FDA nos Estados Unidos, no entanto, através do programa de uso compassivo, conseguimos obter a aprovação da FDA para fabricar o implante personalizado para esta paciente. Sem a opção de impressão 3D para as próteses personalizadas, esta doente continuaria a sofrer e a viver uma vida com uma qualidade de vida significativamente comprometida.

Caso 2- Berço de titânio 3D personalizado

Homem de 34 anos com lesão destrutiva na mandíbula que foi identificada como um mixoma após biópsia da mandíbula direita. O plano cirúrgico foi submetido a mandibulectomia parcial com margem adequada. Depois de conversar com o paciente, decidimos reconstruir com uma placa de titânio personalizada de impressão 3D com contenção de berço. Isto permite o enxerto de osso corticocancelo da crista ilíaca anterior com concentrado de aspirado de medula óssea (BMAC) e plasma rico em plaquetas (PRP)[6]. O BMAC é um procedimento minimamente invasivo utilizado para recolher medula óssea do próprio corpo do doente (autólogo) e concentra-a ao nível ideal, mantendo todos os tipos de células, incluindo células estaminais adultas, células mesenquimais e sinal de proteína morfogénica óssea. Enquanto PRP actua como um estimulador da cicatrização dos ossos e dos tecidos moles através de vários factores de crescimento que aumentam a maturidade e a consolidação óssea. Esta placa 3D permite ao doente obter um resultado cosmético ótimo, uma vez que conseguimos imitar os contornos pré-existentes, a largura e a altura do osso, tornando a reabilitação do implante dentário mais fácil e previsível (Figura 4-7)

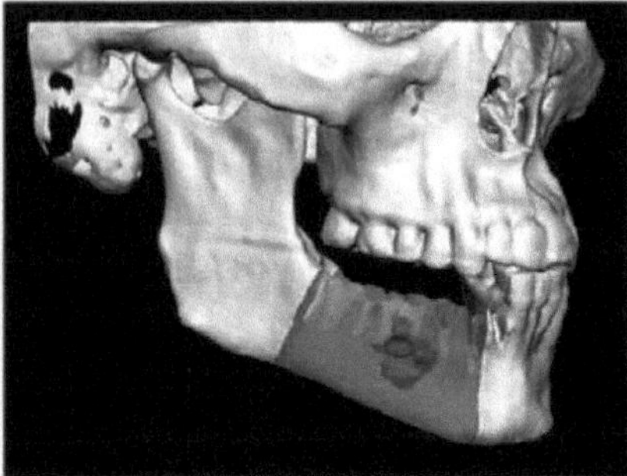

Figure 4: Tumor identification (red) with adequate margin (blue).

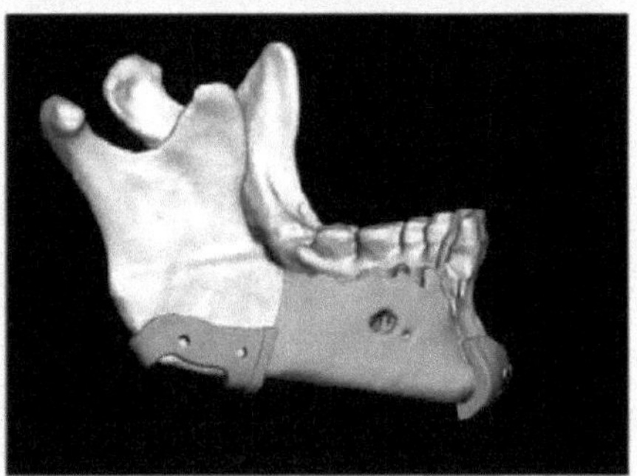

Figure 5: 3D printed resection guide (green).

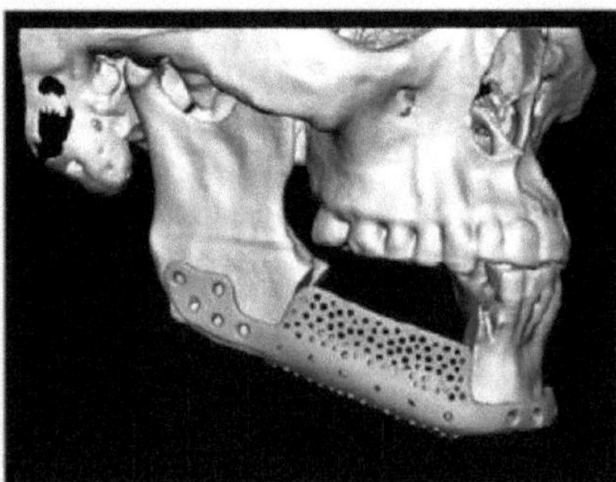

Figure 6: 3D custom printed titanium plate with crib containment for the bone graft (yellow).

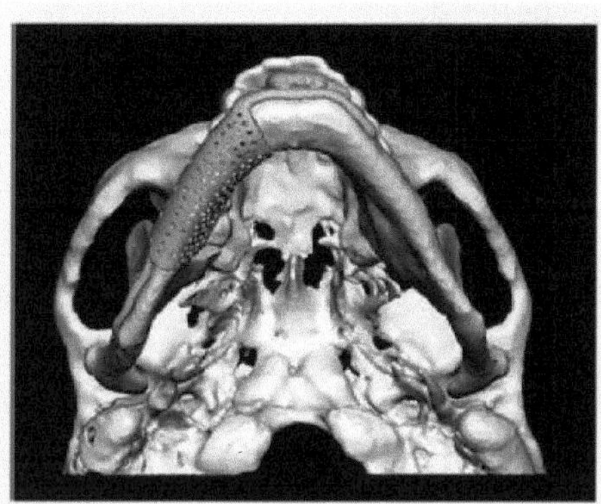

Figure 7: 3D custom printed titanium plate with optimal contours and adaptation to patient native bone.

Apesar dos avanços da impressão 3D, existem barreiras e controvérsias significativas. Algumas delas são expectativas irrealistas, em particular no que respeita a tecidos/órgãos impressos, questões de segurança e aprovações regulamentares. Independentemente dos desafios, espera-se que a impressão 3-D desempenhe um papel importante na tendência para a medicina personalizada e revolucione os cuidados de saúde. É através da visão e do apoio colaborativo que nos permite atender a este caso complexo.

Uma das maiores aplicações da tecnologia de impressão 3D é o fabrico de produtos personalizados. O impacto desta capacidade faz-se sentir muito mais fortemente quando aplicada ao sector médico, onde modelos, dispositivos e implantes específicos para cada doente são aproveitados para fins muito pessoais e de melhoria de vida.

No caso de um homem chamado Shirley Anderson, a impressão 3D foi utilizada como uma importante tecnologia auxiliar para produzir uma prótese facial perfeita.

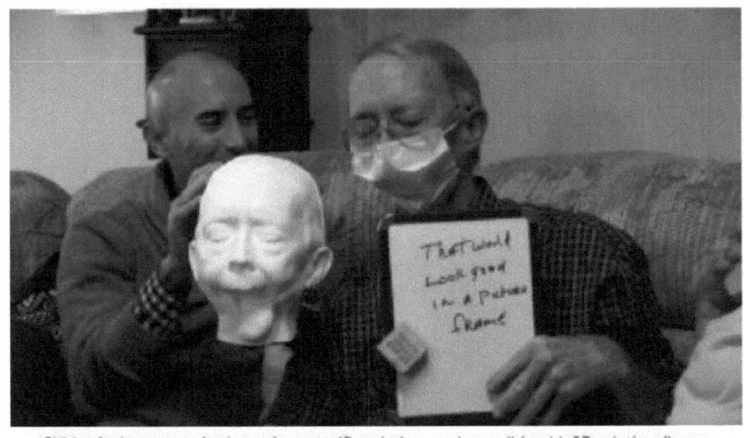

Shirley Anderson required a patient-specific solution made possible with 3D printing. (Image courtesy of Formlabs.)

Fig. 5.24

Utilizando uma tomografia computorizada do rosto de Anderson como base para os pormenores ósseos, os médicos criaram uma semelhança do maxilar de Anderson no ZBrush, concentrando-se em suavizar as extremidades do modelo para que a prótese final se misturasse com a pele do doente. O modelo resultante foi depois impresso em 3D numa impressora 3D de estereolitografia (SLA) Form 2, com uma resolução capaz de representar os detalhes da pele que o médico esculpiu no modelo. Este foi depois utilizado para moldar a prótese de silicone final.

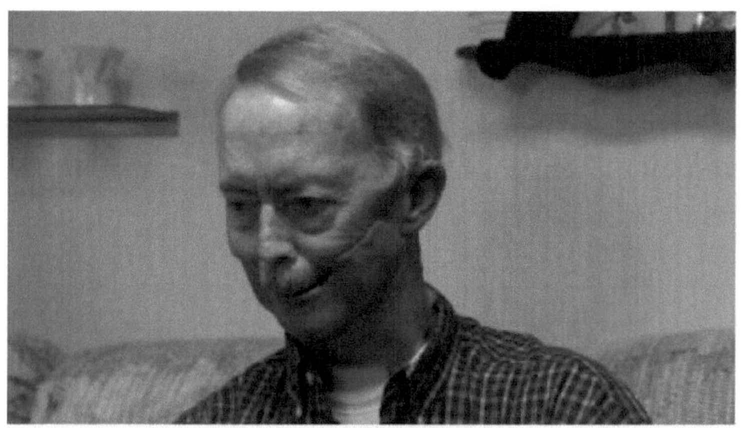

Anderson's life-like prosthetic was made with a 3D-printed mold. (Image courtesy of Formlabs.)

Fig. 5.25

Fabrico de próteses auriculares

Para a prótese RP, o sistema Breuckmann Optotop foi utilizado para digitalizar o molde vazado a partir da impressão da orelha remanescente do paciente. Foram feitas várias medições e os dados digitalizados foram registados para criar um modelo volumétrico[13]. O mesmo processo foi seguido para o molde do lado do defeito

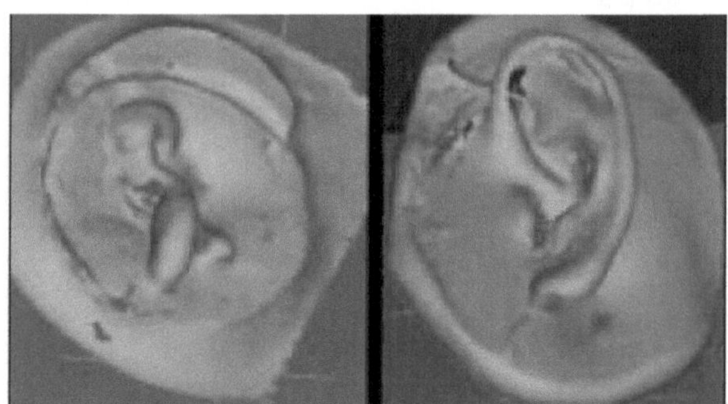

Fig. 5.26

O registo global e a fusão do modelo foram efectuados utilizando o

software Polyworks (InnovMetric Software). Os modelos digitalizados do defeito e da orelha remanescente foram importados para o sistema de software Freeform (SensAble Technologies) para criar um modelo virtual da prótese necessária, com a imagem digital espelhada da orelha remanescente adaptada à imagem do defeito[44].

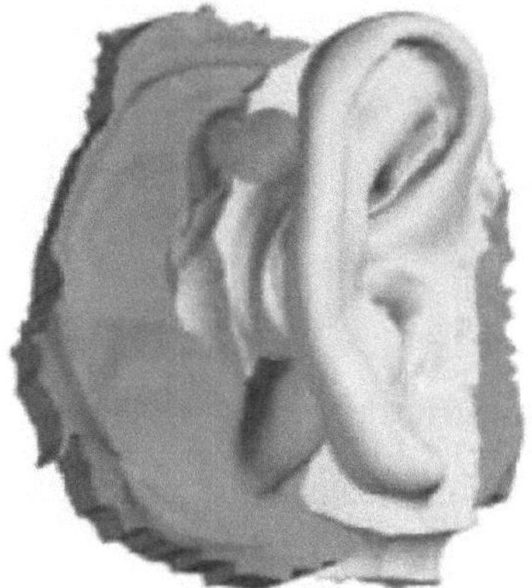

Fig. 5.27

Um protótipo da prótese foi então desenvolvido numa impressora Thermojet e aperfeiçoado clinicamente, adaptando-o ao paciente, tal como para a prótese de cera convencional.

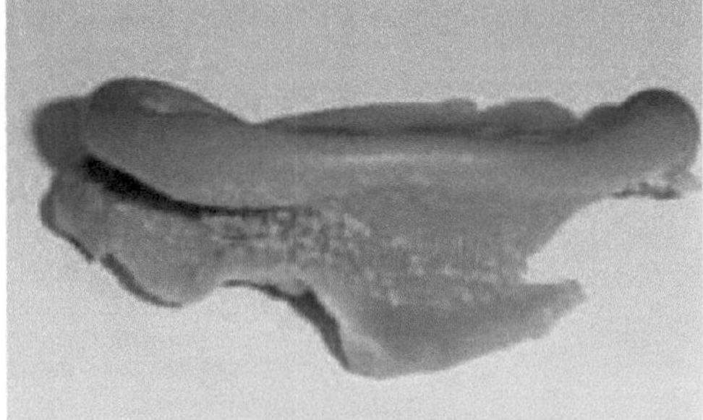

Fig 5.28 Modelo de cera cultivado na impressora de jato térmico

Os modelos de cera auricular gerados por RP foram colocados em frascos e processados em material de silicone (Cosmesil, Principality Medical) de acordo com os procedimentos de rotina.

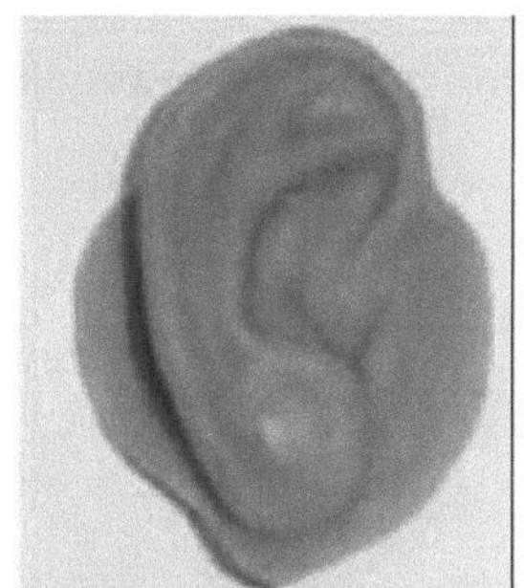

Fig 5.29 prótese auricular

Prótese de Duplicação Maxilar

Para o procedimento de duplicação RP, o sistema Breuckmann Optotop foi utilizado para digitalizar a prótese e as várias digitalizações foram alinhadas para criar uma prótese digital de engenharia inversa.

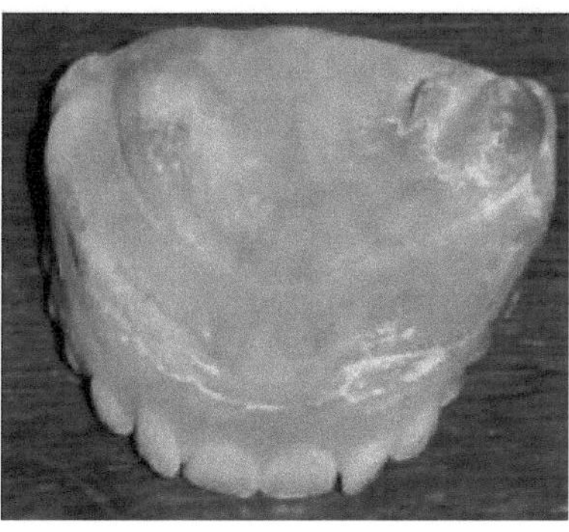

Fig. 5.30

O modelo digitalizado foi produzido na impressora Thermojet. Este método eliminou as etapas de moldagem e colocação de cera, reduzindo assim o número de etapas onde poderiam ocorrer erros. Ambas as próteses de cera foram digitalizadas, juntamente com a prótese original, utilizando o sistema Breuckmann Optotop para as comparar[13].

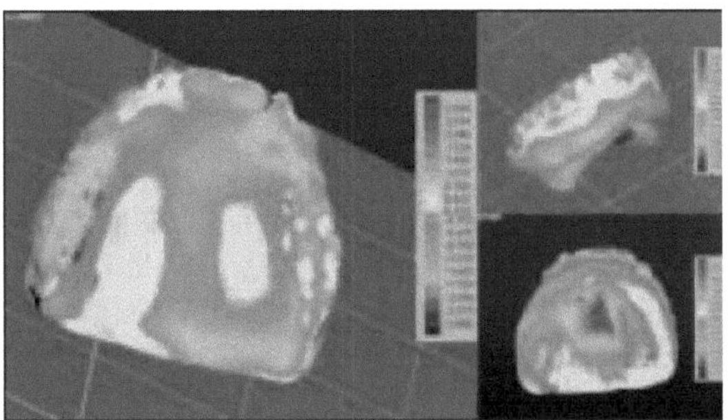

Fig. 5.31: conceção no software.

Os mapas de erro de cor foram gerados utilizando o software Raindrop Qualify (Raindrop Geomagic). Este processo efectua uma comparação volumétrica e utiliza uma série de cores para indicar os erros entre os modelos digitais[9].

Captura de imagens digitais e prototipagem rápida do defeito maxilofacial

A estereolitografia (STL) para o fabrico de próteses tem sido utilizada com sucesso há mais de duas décadas. Normalmente, os dados obtidos através de tomografia computorizada (TC) ou ressonância magnética (RM) têm sido utilizados para criar imagens que podem ser utilizadas não só para o planeamento do tratamento, mas também para o fabrico de material implantável. Isto tem sido bem sucedido quando se considera o tratamento de neoplasias, defeitos congénitos e de desenvolvimento, ou traumatismos. No entanto, estas imagens são normalmente dos tecidos duros e não captam os detalhes e contornos dos tecidos moles necessários para fabricar uma prótese facial. Para restaurar um defeito maxilofacial extra-oral, é normalmente utilizada uma técnica de moulage com materiais de moldagem tradicionais. O molde resultante apresenta frequentemente distorções devido à posição do paciente e ao peso dos materiais de moldagem. O tempo necessário para efetuar a impressão, bem como as visitas subsequentes necessárias para localizar as posições oculares e fazer modificações para compensar a distorção dos materiais são outros problemas associados a esta técnica[43].

Os recentes avanços na tecnologia digital resultaram em sistemas que utilizam a fotografia 3D para captar uma imagem. Este tipo de fotografia tornou-se recentemente popular na comunidade de cirurgia plástica para avaliações e registos médicos. O sistema 3dMDfaceTM disponível no mercado (3dMD, Atlanta, GA) cria imagens de tecidos moles para formar uma imagem de superfície 3D anatomicamente exacta. As imagens de superfície tridimensionais podem ser utilizadas para avaliar a superfície externa do doente, por oposição à informação obtida a partir de uma TAC. A imagem é captada com os doentes numa posição mais natural, com os olhos abertos, e não é um procedimento invasivo ou desconfortável. São necessários cerca de 1,5 mm para captar a imagem. Geometricamente, as câmaras formam uma nuvem de pontos contínua a partir de dois pontos de vista de câmara estéreo, e a informação adquirida é utilizada para produzir um diagrama de fio utilizado no fabrico de modelos 3D. Até à data, não existe literatura que demonstre a utilização do sistema 3dMDfaceTM para fabricar um modelo 3D para uma prótese facial[44].

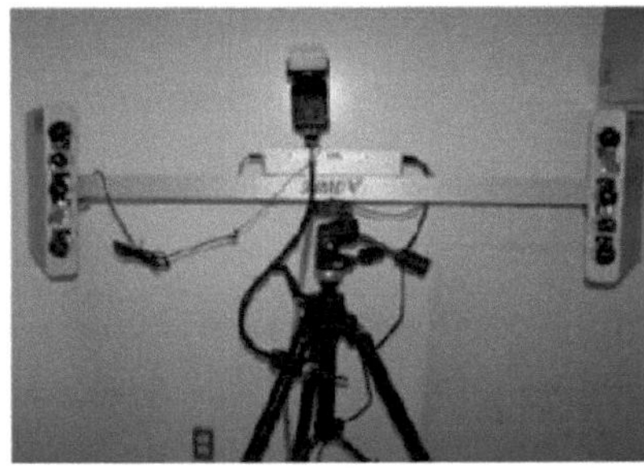

Fig 5.32 Sistema 3dMDface

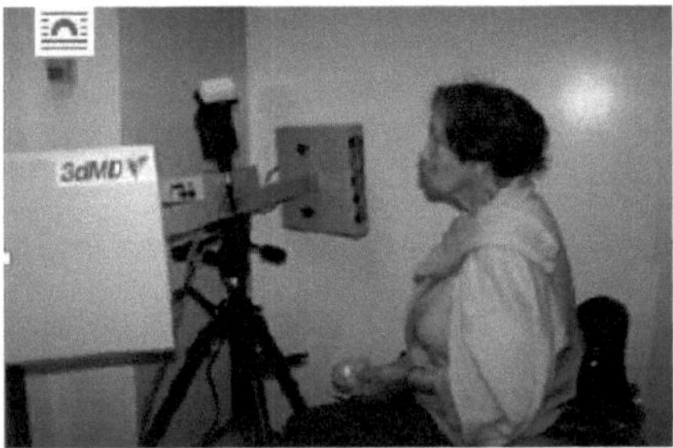

Doente sentado em 3sMDface

Procedimento para a captura de imagens

Foi utilizado um novo sistema de captura de imagens 3D para fornecer uma solução para uma moulage de desenho assistido por computador (CAD). O sistema 3dMDfaceTM foi calibrado de acordo com as instruções do fabricante para as cápsulas combinadas de câmara/flash para sincronização e equilíbrio da luz. Embora a profundidade total do defeito não fosse utilizada no fabrico da prótese, algumas das áreas de corte inferior eram desejáveis para retenção. A doente estava sentada numa posição vertical com o seu obturador no lugar. Foi orientada para ficar de frente para os dois tripés da câmara, assegurando que as margens do defeito eram visíveis nas janelas do computador e a imagem foi captada. Foi feita outra imagem orientando a doente para captar o rebaixo, imediatamente inferior ao rebordo orbital superior, e foi feito outro conjunto de imagens para captar as paredes laterais dos aspectos mediais do defeito. As imagens foram reconstruídas e importadas para o software 3dMD patient[35]. Os dados compostos foram armazenados num formato para fabricar um modelo protótipo rápido.

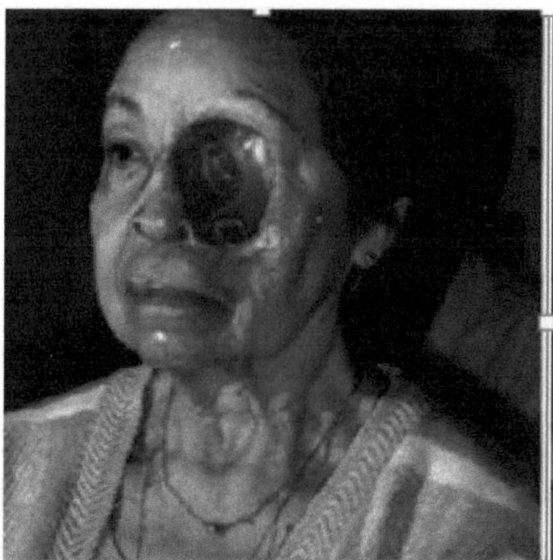

Fig 5.33 Fotografia do doente tirada com o 3dMDface

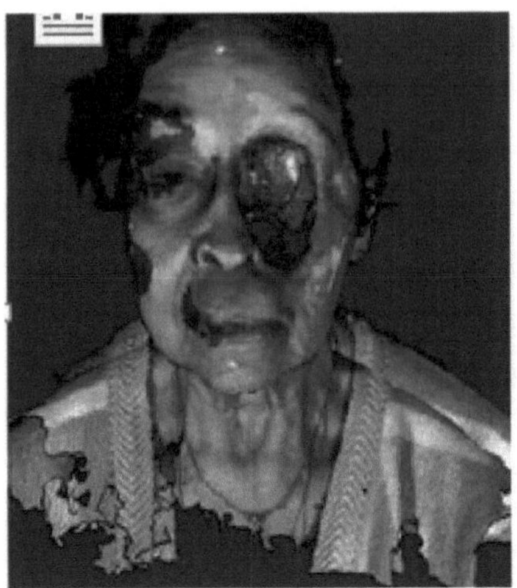

Fig 5.34 Posição fotográfica frontal alterada

Procedimento para o fabrico de modelos

Os ficheiros 3dMD foram exportados como um ficheiro VRML (Virtual Reality Modeling Language). Os ficheiros VRML foram importados para o Magics versão 12.01 (Materialize, Ann Arbor, MI) com uma precisão de 0,0250 mm, com cores e texturas. Quaisquer artefactos, tais como orifícios ou arestas triangulares afiadas, foram removidos manualmente do ficheiro computacional. O rosto do doente foi cortado computacionalmente a partir do ficheiro VRML perpendicularmente ao ecrã, visualizando o rosto sagitalmente, criando assim um ficheiro sólido. A funcionalidade "Hollow Part" foi utilizada para tornar o modelo com 3 mm de espessura interna. A parte posterior do modelo foi então cortada para efeitos de prototipagem rápida. A imagem foi então guardada como um ficheiro de formato CAD ZPrint (ZPR) e um ficheiro STL[44]. Os dois formatos permitem a fabricação de dois tipos de modelos, com base na máquina de prototipagem rápida que está a ser utilizada. O ficheiro

ZPR foi prototipado rapidamente numa impressora Z R 450 (Z Corporation, Burlington, MA) utilizando o aglutinante zb59 e o pó zp130, imprimindo camada a camada com incrementos de 0,004 polegadas . Após a impressão, o modelo foi retirado do leito de pó da câmara de construção e o excesso de pó foi removido com um jato suave de ar comprimido. Depois de o modelo ter sido completamente seco e limpo do pó residual, foi infiltrado com RP Binder XL (VA Solutions, Port Washington, WI), uma solução de cianoacrilato.

O ficheiro STL foi processado numa plataforma de construção utilizando o Light Year, e foi rapidamente prototipado utilizando um SLA 7000, um aparelho de estereolitografia (3D Systems, Rock Hill, SC). A resina tridimensional da Systems, SI40, foi curada localmente com um laser UV, camada a camada na direção Z, com incrementos de 0,125 mm. O modelo foi drenado, lavado em éter monometílico de tripropilenoglicol (TPM), enxaguado em água e seco. Os suportes foram retirados do modelo, seguindo-se a pós-cura do modelo (Post Curing Apparatus, 3D Systems.

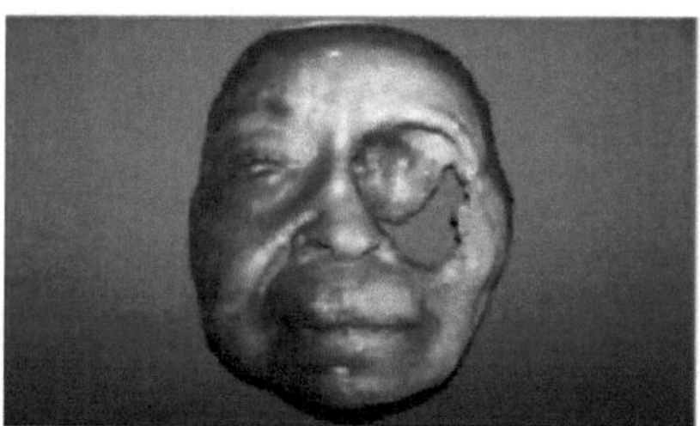

Fig 5.35 Modelo colorido feito com a ZPrinter e material composto de alto desempenho

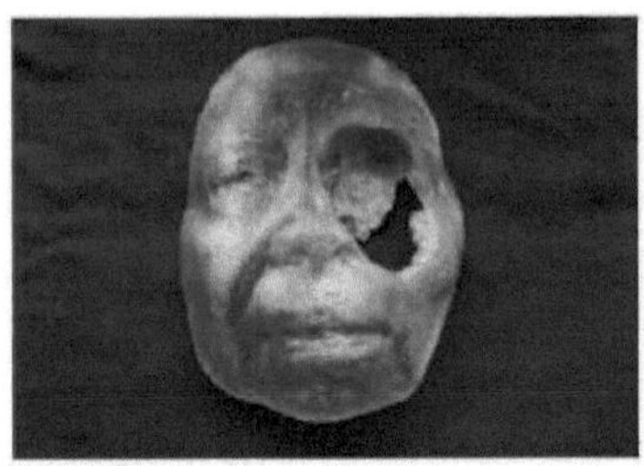

Fig 5.36 Modelo a cores feito com SLA 7000 e resina epoxi activada por luz UV

Procedimento para o fabrico de próteses

Assim que o modelo RP foi obtido, os limites aproximados da prótese proposta foram delineados e duplicados com o material de duplicação SternTekR (Sterngold Dental, LLC, Attleboro, MA). O duplicado foi vertido em pedra Tipo 4 (Prep-StoneTM Ivory, ETI Empire Diret, Anaheim, CA) e foi utilizado como molde mestre para o fabrico da prótese. Foi feito um stent de biocryl formado por pressão (Great Lakes Orthodontics, Ltd., Tonawanda, NY) para servir de suporte para o material de escultura, para indexar a colocação ocular, para indexar os ímanes ao obturador e para verificar as margens do defeito. Utilizando argila e uma prótese ocular previamente fabricada, o olhar foi definido e indexado no molde mestre, e o contorno e os detalhes foram finalizados no modelo RP original em argila e verificados no paciente. Foi criado um molde em pedra, a argila foi removida e o molde foi limpo de quaisquer resíduos. Uma mistura de 70% de MDX4-4210 (SilasticR _ Dow Corning Corp, Midland, MI) e 30% de Silicone Adesivo Médico Tipo A (SilasticR Dow Corning Corp) foi pigmentada para combinar com o doente. Os ímanes foram fixados num invólucro de acrílico com tiras de velcro para fixação ao silicone. O molde foi embalado com um revestimento de poliuretano.

A caraterização extrínseca, pestanas e uma sobrancelha foram colocadas após o processamento. A retenção para as próteses foi proporcionada pela utilização de ímanes ligados a um obturador maxilar bem ajustado que o doente tinha atualmente.

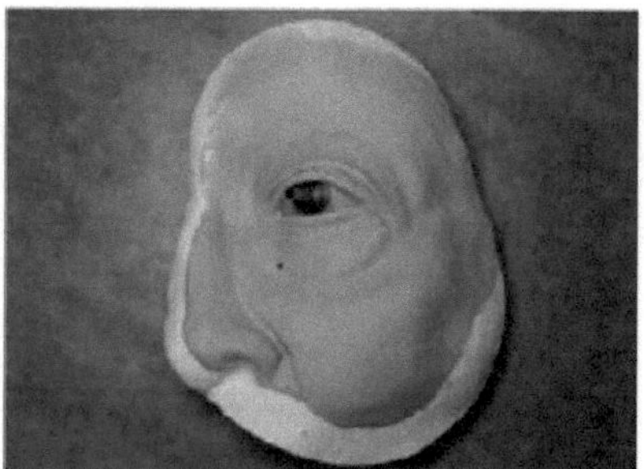

Fig 5.37 Escultura de clava no modelo

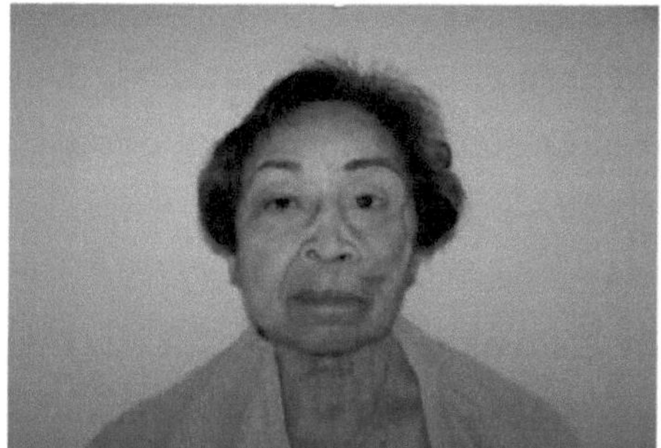

Fig 5.38 Paciente e prótese definitiva sem óculos

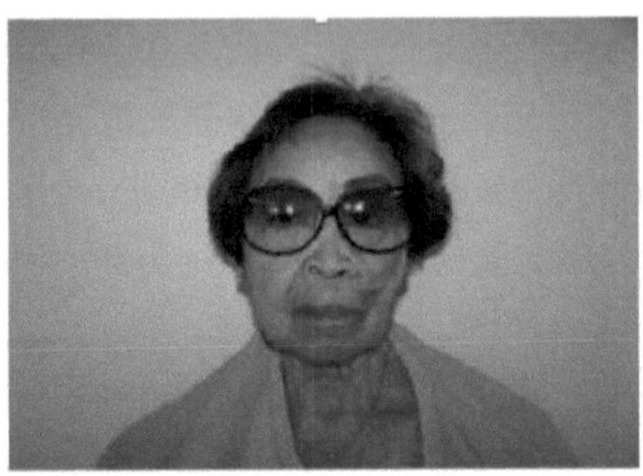

Fig 5.39 Paciente e prótese definitiva com óculos

A captura de imagens fotográficas em 3D é uma técnica de moulage viável para o fabrico de uma prótese maxilofacial extra-oral. As vantagens desta técnica incluem menos desconforto para o paciente e nenhuma distorção causada por materiais de moldagem convencionais ou pela posição do paciente. Em menos de um segundo, os dados estão disponíveis para o fabrico de um modelo que pode ser utilizado para fabricar uma prótese. Isto contrasta com o tempo envolvido na realização de uma impressão e com o vasto arsenal necessário para o fazer. Os modelos a cores podem fornecer sombras, contornos e uma posição de olhos abertos, que não estão disponíveis com as técnicas convencionais de moldagem por moulage; no entanto, existem limitações na correspondência de cores. À medida que os avanços tecnológicos continuam, será necessário menos tempo para o doente durante o procedimento de fabrico. A correspondência da cor do modelo deve melhorar, permitindo uma melhor correspondência da prótese com o doente quando este não está presente. Este tipo de tecnologia CAD/CAM pode oferecer ao médico e ao doente um método melhorado de fabrico, bem como um melhor ajuste da prótese.

RESUMO

As técnicas de PR têm sido substancialmente utilizadas em medicina dentária, mas as aplicações de PR em prótese dentária são relativamente raras. Este artigo aborda as aplicações das técnicas de RP em prótese dentária. As próteses dentárias podem ser fabricadas camada a camada diretamente a partir de um modelo informático, de forma fácil e rápida, através de várias técnicas de RP, sem ferramentas específicas para cada peça e sem intervenção humana. Esta técnica representa uma mudança revolucionária no fabrico de próteses dentárias. Com o desenvolvimento e a investigação da diversidade dos sistemas de RP e dos materiais de construção correspondentes, é possível gerar diferentes tipos de próteses dentárias para diferentes aplicações. Estas aplicações incluem padrões de cera para próteses dentárias, moldes para próteses dentárias (faciais), próteses dentárias metálicas e próteses de zircónio. Acreditamos que as técnicas de RP estão a desempenhar um papel mais importante na prótese dentária e tornar-se-ão uma das principais tecnologias para o fabrico digital de próteses dentárias.

É de salientar que o trabalho com tecnologias de PR no domínio médico-dentário difere consideravelmente da sua utilização no ambiente industrial. Na indústria, apenas os modelos inexistentes são normalmente desenhados virtualmente no ecrã do computador e depois convertidos em modelos físicos. Nas aplicações médicas, o objeto ou a peça a modelar existe muitas vezes, mas nem sempre, fisicamente (estruturas anatómicas do corpo do paciente) e a construção de modelos médicos começa essencialmente com a aquisição de dados, como imagens de secções transversais de TAC, o pré-processamento dos dados recolhidos para fornecer um formato que um pacote CAD ou um sistema de RP possa reconhecer e, finalmente, a ligação com as tecnologias de RP para obter os modelos físicos desejados. Embora tenham sido feitas várias tentativas para personalizar ainda mais a técnica descrita acima para utilização em medicina dentária, parece que num futuro próximo serão desenvolvidos muitos outros métodos que poderão alterar as práticas dentárias tradicionais.

Algumas das deficiências que devem ser totalmente revolucionadas no futuro são o tempo de entrega, que deve ser ainda mais reduzido se os fabricantes de RP e de resinas puderem desenvolver material biomédico de prototipagem direta, e o custo total do produto acabado deve ser reduzido para poder ser utilizado na prática quotidiana.

REFERÊNCIAS

1. Aplicações clínicas da tecnologia dentária digital, primeira edição. Editado por Radi Masri e Carl F. Driscoll. © 2015 John Wiley & Sons, Inc. Publicado em 2015 por John Wiley & Sons, Inc
2. G. Harsha Vardhan1, G. Hari Charan , P. V. Subba Reddy, K. Sampath Kumar: Impressão 3D: The Dawn of a New Era in Manufacturing. Jornal Internacional sobre Tendências Recentes e Inovadoras em Computação e Comunicação. ISSN: 23218169 Volume: 2 Edição: 8 2373 - 2376
3. Jian Sun, DDS, PhD, & Fu-Qiang Zhang, DDS, PhDJian Sun, DDS, PhD, & Fu-Qiang Zhang, DDS, PhD: A Aplicação da Prototipagem Rápida em Prótese Dentária. Journal of Prosthodontics 21 (2012) 641-644 c_ 2012 by the American College of Prosthodontists
4. Sanjna Nayar, S. Bhuminathan, Wasim Manzoor Bhat:Prototipagem rápida e estereolitografia em odontologia. Jornal de Farmácia e Ciências Bio-Aliadas abril de 2015 Vol 7 Suplemento 1.
5. Roya Zandparsa, DDS, MSc, DMD: Imagiologia digital e fabrico. Dent Clin N Am 58 (2014) 135-158.
6. Leanne M. Sykes, BSc, BDS, MDentaZAndrew M. Parrott, BSc (Eng)b/C. Peter Owen, BDS, MSc (Dent), MChDcZDonald R. Snaddon, BSc (Eng), MBA, PhD, PrEng CEng, FSAIIE/ FSAIMechE, MIMechEd : Applications of Rapid Prototyping Technology in Maxillofacial Prosthetics. Int J Prosthodont 2004;17:454-459.
7. Abbas Azari e Sakineh Nikzad: A evolução da prototipagem rápida em medicina dentária: uma revisão. Rapid Prototyping Journal,15/3 (2009) 216-225.
8. Kheirollahi, H, Rahmati, s e Abbaszadeh: Fabrico de próteses dentárias com base na tecnologia de prototipagem rápida. DAAAM-ICAT, volume 21, n.º 1, ISSN 1726-9679.
9. Richard van Noort: O futuro dos dispositivos dentários é digital. Materiais dentários 2 8 (2 0 1 2) 3-12
10. Kianoosh Torabi, Ehsan Farjood, Shahram Hamedani: Tecnologias de prototipagem rápida e suas aplicações em prótese dentária, uma revisão da literatura. J Dent Shiraz Univ Med Sci., março de 2015; 16(1): 1-9.
11. V. N. V. Madhav , Rajendra Daule: Prototipagem rápida e sua aplicação em odontologia. Jornal de Ciências Dentárias e Afins 2013;2(2)57-61.
12. Jennifer V. Sabol, Gerald T. Grant, Peter Liacouras e Stephen Rouse: Captura de imagem digital e prototipagem rápida do defeito maxilofacial. Journal of Prosthodontics 20 (2011) 310-314 c_ 2011 by The American

College of Prosthodontists.

13. Dr. Aditya Anil Kavlekar, Dr. Meena A. Aras, Dr. Vidya Chitre: PROTOTIPAGEM RÁPIDA EM PRÓTESE MAXILOFACIAL. IJRID Volume 5 Edição 3 maio. -junho. 2015.

14. Richard Bibb e Dominic Eggbeer: Fabricação rápida de estruturas de prótese parcial removível. Jornal de Prototipagem Rápida Volume 12 · Número 2 · 2006 · 95-99.

15. Atsushi Takaichi etal: Microestruturas e propriedades mecânicas da liga de Co-29Cr- 6Mo fabricada pelo processo de fusão selectiva a laser para aplicações dentárias. Journal of the mechanical behavior of biomedical materials 2 1 (2 0 1 3) 6 7 - 7 6.

16. Edward Hems e Nigel Knott: impressão 3D em prótese dentária. Revista da Faculdade de Medicina Dentária, outubro de 2014 - Volume 5 - Número 4.

17. Lisa A. Lang, DDS, MS, MBA, Ibrahim Tulunoglu, DDS, PhD: Uma revisão crítica do tópico de desenho assistido por computadorZUsinagem assistida por computador de estruturas de prótese parcial removível. Dent Clin N Am 58 (2014) 247-255.

18. Joseph Krajekian: Papel da impressão 3D na cirurgia oral e maxilofacial Tendências actuais e futuras. Adv Dent & Oral Health 2(3) ADOH.MS.ID.555588 (2016).

19. Danimir p. Jevremori etal: uma abordagem REZRM para a conceção e fabrico de próteses parciais removíveis com uma análise de biocompatibilidade da liga f75 co-cr slm. Material in technologize Z materials and technology 46 (2012) 2, 123-129.

20. Julia Magalhaes Costa Lima, DDS, Lilian Costa Anami,DDS,Rodrigo Maximo Araujo,DDS, & Carlos A. Pavanelli,DDS, MSc: Prótese Parcial Removível: Utilização da prototipagem rápida. Journal of Prosthodontics 23 (2014) 588-591 C _ 2014 by the American College of Prosthodontists.

21. DANIMIR JEVREMOVIC etal:Uma liga de Co-Cr fundida por laser seletivo utilizada para o fabrico rápido de estruturas de próteses parciais removíveis - análise inicial da biocompatibilidade. J. Serb. Chem. Soc. 76 (1) 43-52 (2011) JSCS-4098.

22. Tatjana Puskar, Danimir Jevremovic, Robert J. Williams, Dominic Eggbeer, Djordje Vukelic e Igor Budak: A Comparative Analysis of the Corrosive Effect of Artificial Saliva of Variable pH on DMLS and Cast Co-Cr-Mo Dental Alloy (Análise comparativa do efeito corrosivo da saliva artificial de pH variável em DMLS e liga dentária de Co-Cr-Mo fundida). Materials 2014, 7, 6486-6501; doi:10.3390Zma7096486.

23. D. Jevremovic, t. Puskar, b. Kosec, d. Vukelic, i. Budak,s. Aleksandrovic, d.

Egbeer, r. Williams: A análise das propriedades mecânicas da liga f75Co-cr para utilização na fusão selectiva a laser (slm)Fabrico de próteses parciais removíveis (rpd). Issn 0543-5846 metabk 51(2) 171-174 (2012).

24. Francesco Cardaropoli, Fabrizia Caiazzo, Vincenzo Sergi: Evolução da sinterização direta selectiva de metais por laser. Advanced Materials Research Vols 383-390 (2012) pp 6252-6257.

25. Eswaran Bhaskaran, N. S. Azhagarasan, Saket Miglani, T. Ilango, G Phani Krishna, B. Gajapathi: Avaliação comparativa da lacuna marginal e interna de coifas de Co-Cr fabricadas a partir de padrão de cera convencional, padrão de resina impressa em 3D e tecnologia DMLS: Um estudo in vitro. J Indian Prosthodont Soc (julho-setembro de 2013) 13(3):189-195.

26. K. Vijay Venkatesh, V Vidyashree Nandini: Sinterização direta de metais por laser: Uma tecnologia de fundição de metal digitalizada. J Indian Prosthodont Soc DOI 10.1007/s13191 -013-0256-8.

27. Richard Bibb e Dominic Eggbeer: Rapid manufacture of removable partial denture frameworks (Fabrico rápido de estruturas de próteses parciais removíveis). Rapid Prototyping Journal 12/2 (2006) 95-99.

28. Ehsan Farjood, DMD,Mahroo Vojdani, DMD,Kiyanoosh Torabi, DMD,e Amir Ali Reza Khaledi, DMD:Ajuste marginal e interno de coifas metálicas fabricadas com prototipagem rápida e enceramento convencional. (J Prosthet Dent 2017; 117:164-170)

29. Vassura G, Vassura M, Bazzacchi A, Gracco A. A shift of force vectorfrom arm to brain: 3D computer technology in orthodontic treatment management. Int Orthod.2010; 8:46-63.

30. Radlanski RJ, Lieck S, Bontschev NE. Desenvolvimento da articulação temporomandibular humana. Reconstruções 3D assistidas por computador. Eur J OralSci. 1999; 107:25-34.

31. Milka Salmi, Jukka Tuomi, e Antti Makitie, Método de moldagem rápida para aparelhos orais removíveis personalizados e macios, Open Dent J. 2012; 6:85- 89.

32. Cheah CM, Chua CK, Tan KH, Teo CK. Integração da digitalização de superfícies a laser com técnicas CAD/CAM para o desenvolvimento de próteses faciais. Parte 1: Conceção e fabrico de réplicas de próteses. Int J Prosthodont. 2003; 16:435 441.

33. Potamianos P, Amis AA, Forester AJ, et al: Prototipagem rápida para cirurgia ortopédica. Proc Inst Mech Eng H 1998; 212:383-393

34. Petzold R, Zeilhofer HF, Kalender WA: Tecnologia de prototipagem rápida em medicina - fundamentos e aplicações. Comput Med Imaging Graph 1999; 23:277284.

35. Webb PA: A review of rapid prototyping (RP) techniques in the medical and biomedical sector. J Med Eng Technol 2000; 24:149-153.

36. Swann S: Integração da RMN e da estereolitografia para construir modelos médicos: um estudo de caso. Rapid Prototyping J 1996;2: 41-46.

37. Jamieson R, Holmer B, Ashby A: How rapid prototyping can assist in the development of new orthopaedic products - a case study. Rapid Prototyping J 1995; 1:38-41.

38. Kai CC, Meng CS, Ching LS: Planeamento cirúrgico assistido por prototipagem rápida. Int J Adv Manuf Technol 1998; 14:624-630.

39. Klein HM, Schneider W, Alzen G, et al: Pediatric craniofacial surgery: comparison of milling and stereolithography for 3D model manufacturing. Pediatr Radiol 1992;22:458-460.

40. Williams RJ, Bibb R, Rafik T: Uma técnica para fabricar padrões para estruturas de próteses parciais removíveis utilizando moldes digitalizados e levantamento eletrónico. J Prosthet Dent 2004;91:85-88.

41. Wu M, Tinschert J, Augthun M, et al: Aplicação de medição a laser, simulação numérica e prototipagem rápida a fundições dentárias de titânio. Dent Mater 2001;17:102-108.

42. Bibb R, Williams RJ, Eggbeer D, et al: Utilização da tecnologia CAD/CAM para fabricar uma estrutura de prótese parcial removível. J Prosthet Dent 2006;96:96-99.

43. Liu QB, Leu MC, Schmitt SM: Prototipagem rápida em medicina dentária: tecnologia e aplicação. Int J Adv Manuf Technol 2006;29:317-335.

44. Ciocca L, Mingucci R, Gassino G, et al: Modelo de orelha CAD/CAM e construção virtual do molde. J Prosthet Dent 2007;98:339-343.

45. Eggbeer D, Bibb R, Williams RJ: A conceção assistida por computador e o fabrico de protótipos rápidos de estruturas de próteses parciais removíveis. Proc Inst Mech Eng H 2005;219:195-202

46. Han J, Wang Y, L "u PJ: Um relatório preliminar da conceção de estruturas de prótese parcial removível utilizando um pacote de software especificamente desenvolvido. Int J Prosthodont 2010;23:370-373.

47. Miyazaki T, Hotta Y, Kunii J: Uma revisão do CAD/CAM dentário: estado atual e perspectivas futuras de 20 anos de experiência. Dent Mater J 2009;28:44-56.

48. Ebert J, O" zkol E, Zeichner A, et al: Impressão direta a jato de tinta de próteses dentárias feitas de zircónio. J Dent Res 2009;88:673-676.

49. Wang JW, Shaw LL: Fabrico de restaurações dentárias permanentes de forma livre e sólida através de microextrusão de pasta. J Am Ceram Soc

2006;89:346-349.

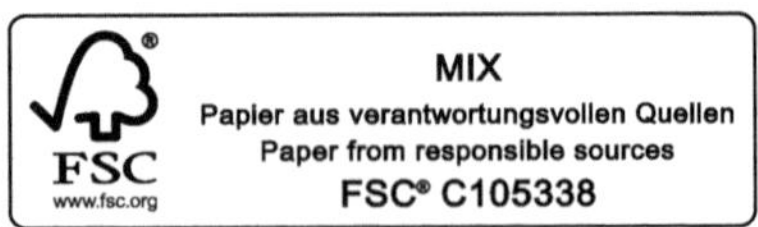

Printed by Books on Demand GmbH, Norderstedt / Germany